健健康康活百岁

有滋有味过百年

您想了解人为何会衰老，如何延缓衰老进程，如何自我保健，请读此书。

张宗玉　童坦君　编著

北京大学医学出版社

JIANJIANKANGKANG HUO BAISUI
YOUZI YOUWEI GUO BAINIAN

图书在版编目（CIP）数据

健健康康活百岁　有滋有味过百年/张宗玉，童坦君编著.—北京：北京大学医学出版社，2006.5

ISBN 7-81071-739-1

Ⅰ.健　…　Ⅱ.①张…②童　…　Ⅲ.老年人-保健-基本知识　Ⅳ.R161.7

中国版本图书馆CIP数据核字（2006）第032578号

健健康康活百岁　有滋有味过百年

编　　著：张宗玉　童坦君
出版发行：北京大学医学出版社（电话：010-82802230）
地　　址：（100083）北京市海淀区学院路38号 北京大学医学部院内
网　　址：http://www.pumpress.com.cn
E-mail　：booksale@bjmu.edu.cn
印　　刷：北京东方圣雅印刷有限公司
经　　销：新华书店
责任编辑：安林　**责任校对**：王怀玲　**责任印制**：郭桂兰
开　　本：850mm×1168mm　1/32　**印张**：2.75　**字数**：71千字
版　　次：2006年6月第1版　2006年6月第1次印刷　**印数**：1-5000册
书　　号：ISBN 7-81071-739-1/R·739
定　　价：7.00元

编写说明

我国人口老龄化迅猛，2000年我国60岁以上老年人口已达1.26亿，占总人口的10%。80岁以上的高龄老年人增长速度尤快，已占老年人口的10%。“衰老”是老年病百病之源，如何使老年人不病、少病，健康长寿，是全球关注的问题。

21世纪随着以信息科学和生物科学为首的科学技术和生产力的迅猛发展，人类寿命进一步延长，高龄老人逐渐增多。这一庞大老年人群，如何健康长寿，实现老有所养、老有所依、老有所学、老有所为、老有所乐，提高老年人的生活质量，除政府职能部门、社会及家庭给予关爱，创造条件外，老年人也应学习如何“自己关爱自己，自己保护自己”。编写这本小册子的目的，就是让老年人更好的认识自我，化被动为主动，增强信心，做好自我保健；就是让老年人注意合理营养，平衡膳食，享有健康的生活方式、豁达乐观、心情开朗，有滋有味的度过一生的金色时光。

本书除介绍人为什么会衰老及如何延缓衰老进程，做到自我保健外，还介绍了多种老年常见病的防治医学常识。在附录中介绍了我国知识界精英九例高龄老人，他们大多数是生命科学和医学界人士，包括年已106岁的郑集教授和年已百岁的张昌颖教授的养生长寿之道。他们比常人更懂得生命，更懂得养生，他们的成功经验给我们健健康康活百岁以启示，给我们以信心。

延长老年人的健康期，缩短老年人的带病期，健健康康，有滋有味活百岁，在当今世纪是有可能做到的。

作者年过七旬，愿将此书献给老年朋友们。愿它能为您们的健康保驾护航，也愿将此书献给年轻朋友们，因为今日的年轻人也是未来的老年人，何况您也许还有老年的亲人。

本书编写过程中，我们为普及健康老年理念还建立了中华健康老年网（http：//age.bjmu.cn)，欢迎读者光临。网站集科普与学术交流于一体，其中除设置“老年保健”栏目，“老年常见病”栏目外，还设有老年机理的研究及进展栏目等。北京大学衰老研究中心刘新文副教授不仅在本书的图像制作等方面出力良多，作为站长在建设老年网站中尤其费了大量心血。孙英主管技师在本书文字录入等方面做了许多工作，在此一并致谢。

张宗玉　童坦君

2006年5月

目　录

21 世纪是人活百岁不是梦的世纪

健康、长寿是生命科学永恒的主题，是我们大家共同关心的问题。这不仅是老年人关心的问题，也是年轻人关心的问题。为什么呢？因为今日的年轻人也是未来的老年人。“生、老、病、死”是生物界的普遍规律，谁也抗拒不了。很多人想长生不老，多少帝王将相曾想尽了办法，要长生不老。比如：秦始皇三番五次差方士入海，求长生不老之药，结果怎样呢？“数岁不得”，神药难求，年仅半百，他依然不得不“趁鹤西去”，命丧沙丘。

衰老不可抗拒，但可延缓。我们探索了衰老机理之后，可以说：延长老年人的健康期，缩短其带病期，提高老年人的生命质量，延长寿命是完全可能的。总之，“21 世纪是人活百岁不是梦的世纪”。下面首先给大家介绍，我们人究竟能活多大岁数。

一、人类的平均寿命和最高寿限

人类的平均寿命和最高寿限究竟是多少岁？

（一）人类最高寿限约 120 岁

1. 最高寿限的计算方法：

纪元前 300 多年，希腊的哲学家亚里士多德就注意到哺乳类动物寿限与生长期或性成熟期有关。18 世纪法国生物学家布封认为哺乳类动物寿限约为生长期乘以 5 ~ 7，也有人认为用性成熟期乘以 8 ~ 10 来计算。那么，根据这样的计算，我们人类最高寿限应该是 100 ~ 175 岁。返老还童，只有神话中才有，有人说彭祖活了 800 岁，也不过是传说而已，查无实据。古代《黄帝内经》记载“百岁”是“天年”。目前有据可查，活得最长的寿星是一位 122 岁的女性老人（美国“科学”杂志，1998）。科学工作者一般也认为人类的最高寿限约 120 岁。

2. 不同物种最高寿限不同（见表 1）。

表 1　不同物种最高寿限

动物名称	最高寿限
人	120 岁
鲸	80 年
象	62 年
马	62 年
犬	10～15 年
牛	30 年
家鸽	30 年
猕猴	29 年
羊	20 年
兔	13 年
大、小鼠	3～4 年

从表 1 看，不同物种的最高寿限是不同的，如鼠最高寿限 3～4 年，猕猴 29 年，大象 62 年等。但同一物种的最高寿限是相当恒定的。

那么，为什么我们不能人人活百岁呢？这是因为最高寿限只关系到生理性衰老，也就是自然衰老过程。疾病或其他因素却往往加速衰老，人固然可以活 120 岁，但一些因素使人们不能人人活这么长。这些因素引起了人的过早衰老死亡，也就是病理性衰老。病理性衰老不同于自然衰老，可因人而异，千差万别，也就出现了我们人类的平均寿命。如能防止疾病及其他不利因素，避免过早衰老，则寿命完全是可以延长的。

（二）平均寿命

什么叫“平均寿命”，平均寿命是指特定历史阶段，人群寿命的平均数。

原始社会人类的平均寿命只有 18 岁，1933 年中国人平均寿命仅 35 岁。解放后，由于生活水平的提高，医药卫生条件的改善，还由于科学技术的发展，以及和平环境等等因素，我们平均寿命大幅度提高。1950 年达 51.2 岁，1980 年已达 67.9 岁，到 2001 年男性为 68 岁，女性已达 71 岁。2004 年，平均寿命已达 72 岁了。那么今天我们北京人平均预期寿命是多少呢？达到 76 岁多，高于全国平均预期寿命，是解放前平均寿命的一倍多。

二、人类寿命长短的决定因素

（一）遗传因素和环境因素

遗传因素对一个物种寿命长短，物种的最高寿限起决定作用。前面已提及，人类最高寿限约 120 岁，而鼠类仅 3 ~ 4 年。环境因素，这里所指的是我们生存的外界环境，它在决定物种的平均寿命上起主要作用，如北京，现在预期平均寿命是 76 岁，与 1933 年 33 岁相比，平均寿命提高了一倍多，可见平均寿命与环境相关，环境因素主要决定平均寿命。

广西巴马瑶族自治县百岁老人比例高，每百万人中百岁老人占 308 人；江苏如皋市每百万人中百岁老人为 144 人；南通市每百万人中百岁老人为 62 人，均高于世界每百万人中百岁老人为 33 人的记录。这说明什么？一方面说明这个地区的环境好，人平均寿命普遍高。那么遗传因素对人平均寿命有没有影响呢？江苏如皋市、南通市，广西巴马瑶族自治县等百岁老人虽然多，但也不是人人均活百岁，它也有长寿家系。所以，从另一方面看，环境因素在决定人的平均寿命上起主要作用，遗传因素对平均寿命也起作用。

当然，环境再好也不能影响物种的最高寿限。我们人最高可活120岁，那么环境再好，耗子能活120岁吗？果真如此，那它就成耗子精了，这在西游记里才会有。

总之，我们人类寿命的长短是由遗传因素和环境因素共同决定。

（二）何时出现衰老现象

我们究竟活多大岁数就会出现衰老现象呢？人从出生到16岁，各组织、器官的功能逐渐增加，快速增长，直线上升。16岁至20岁渐趋平稳，此平稳期可延至30~35岁。其实30岁以后，我们各个组织、器官功能就逐渐下降了。但是35岁以前，我们往往感觉不到，35岁以后，才会逐渐感觉到。而且组成我们人体的各组织、器官功能减退的速度，也就是衰老的速度，随着年龄的增加而加快。50~60岁的人，各组织、器官功能的衰退要比他40~50岁时速度快。

那么，下面我们看看，组成人体的各个组织、器官功能随年龄增加而减退的情况（见图1）。

（三）组织、器官衰退速度

我们以同一个体30岁时静止状态下各组织、器官功能定为100%，从图1可知各组织、器官功能随年龄增加而逐渐下降。每增一岁神经传导速度以0.4%的速率下降，所以老年人反应迟钝，动作缓慢，记忆力下降。那么我们再看看心脏，心脏的输出量每增一岁以0.8%的速率下降。肾小球的过滤速率每增一岁以1%的速率下降。此外，老年人膀胱缩小，尿的浓缩能力也下降。所以老年人与年轻人同时喝水，一会儿老年人就起来上厕所了，老跑厕所。为什么？因为老年人膀胱容量减少，加上肾功能下降，浓缩能力差，所以老年人爱起夜。我们再看看老年人的肺功能，老年人肺活量小，肺的最大呼吸容量每年以 1.1% 速率下降。总之，各个组织、器官的功能随年龄增加，直线进行性下降，尤以肾和肺的功能下降为快。卵巢多在 45 ~ 50 岁开始衰退，进入更年期。有时 40 岁以前就有卵巢衰退迹象，虽然卵巢功能的早衰并不意味整个机体的衰老。

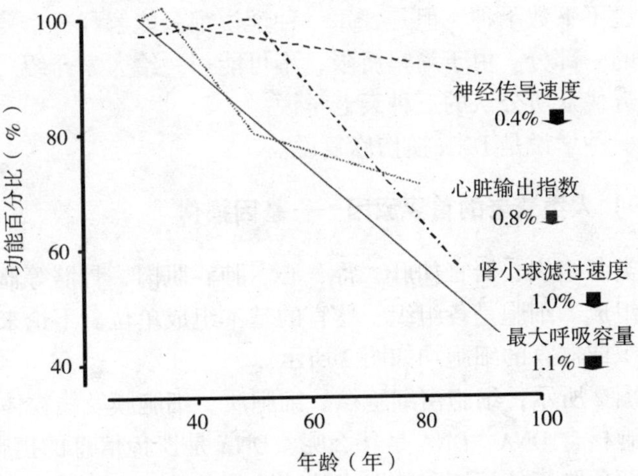

图 1　各组织器官功能随年龄增加呈线型进行性下降

不仅如此，就是身高也在 45 岁开始缓慢下降，显得越来越矮。60 岁后下降更明显，下降幅度越来越大。60 ~ 69 岁每年约下降 0.17 厘米，70 ~ 79 岁每年下降 0.25 厘米；80 ~ 89 岁每年下降 0.35 厘米；大于 90 岁每年则下降 0.46 厘米。体重虽在 45 岁后不断增加，60 岁前达到高峰。60 岁后全身含水量渐行降低，细胞数减少，脏器及神经；肌肉、脂肪组织萎缩，体重随之逐渐下降。年龄越大，体重下降越多。70 ~ 79 岁每年下降 0.2 千克；80 ~ 89 岁每年下降 0.3 千克；大于 90 岁每年下降 0.5 千克。（见

朱志明：老年医学与保健 2001，7（3）：191）

为什么组成我们人体的各个组织、器官的功能随年龄增加而下降呢？也就是说人为何会衰老呢？

三、衰老机理探索

生物衰老这个生命现象是非常复杂的，衰老原因究竟是怎么样的呢？众说纷纭，公说公有理，婆说婆有理，解释生物衰老原因的学说不下数十种。但是，每一种学说都只能解释这个复杂生命现象的一部分。由于篇幅所限，不可能一一给大家介绍。这里只介绍近代众所公认的三种衰老学说。

第一种学说是 DNA 损伤修复说。

（一）人类衰老的首要原因——基因损伤

人类各组织、器官如肝、肾、心、肺、肌肉、骨骼等器官均由细胞组成。细胞是各组织、器官的基本组成单位。不论来自哪一种组织或器官的细胞均如图 2 所示。

从图 2 所示，细胞由细胞核、细胞质、细胞膜及线粒体等组成。细胞核含 DNA。DNA 是什么呢？DNA 是遗传信息的携带者，它是由两条脱氧核糖核酸链组成的。这两条链互相缠绕形成麻花状，有人说："拉直了看，它像个天津大麻花"。由于它含有许多基因，携带着遗传信息，它可将遗传信息，从亲代传到子代，因此，我们就能种瓜得瓜，种豆得豆，儿子长的像老子了。基因是遗传的物质基础，对衰老出现的迟早、进程的快慢，寿命的长短起着重要作用。

那么细胞核内的DNA，它在内环境如氧自由基，外环境如紫外线与化学物质等影响下，可受到损伤。DNA受损伤后，常常就断裂了。DNA链断裂可分为单链断裂和双链断裂，以单链断裂常见。DNA链上的基因受到损害，遗传信息就不能由亲代

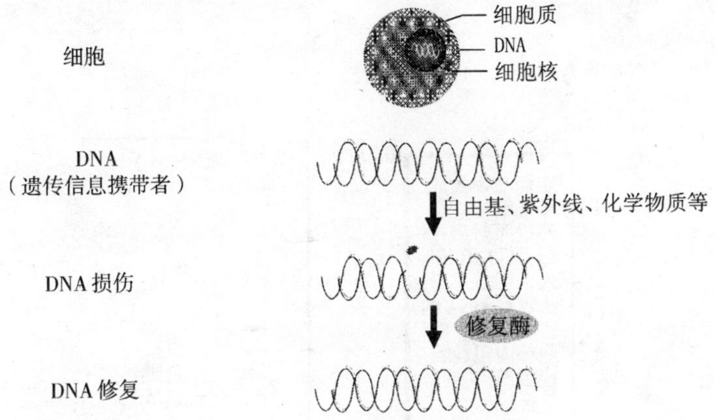

图 2　细胞 DNA 损伤与修复

不折不扣传往子代，也就是说你种瓜可能不得瓜，种豆可能不得豆了。但是我们细胞里有一整套 DNA 修复酶，能够彻底修复损伤的 DNA 链，使其重新变成完整的 DNA（见图 2）。这样，就能保证遗传信息从亲代正确地传到子代，种族才能够延续。但是这个修复能力随我们年龄增加逐步下降，导致损伤 DNA 的累积，有些基因不能正常表达，最终导致衰老。

科学家们研究发现：对 DNA 损伤修复能力越强的物种，它的寿命越长；修复能力越差的物种，它的寿命越短（见图 3）。

图 3 的纵坐标表示动物最高寿限，横坐标表示物种的 DNA 修复能力，人最高寿限约 120 岁，修复能力最强；大象 62 年，修复能力低于人，牛的修复能力比大象低，它最高寿限约 30 年；大鼠、小鼠最高寿限仅 3 ~ 4 年，修复能力在其中最低。由此可见，DNA 损伤修复能力与物种寿命正相关。

北京大学衰老研究中心做了以下研究，从另一角度验证了衰老的 DNA 损伤学说（图 4）。从图 4 可看出修复被损伤 DNA 的能力随年龄增加下降。

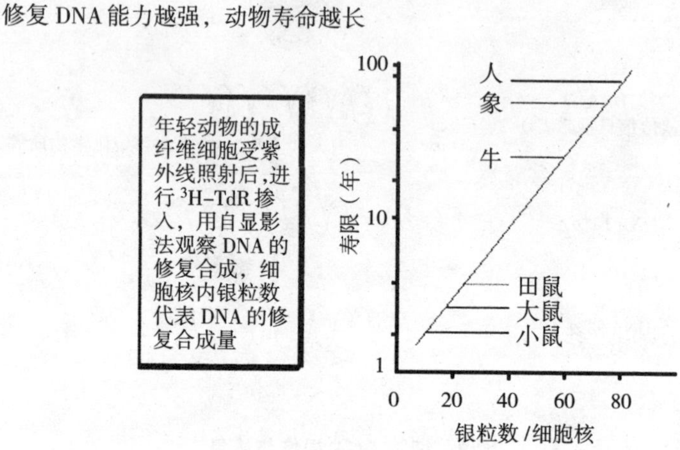

图 3　DNA 损伤修复能力与哺乳类动物寿命的关系

实验时从小白鼠脾脏分离出脾细胞，用紫外线照射。照射一段时间后，脾细胞的 DNA 链就会因紫外线损伤而断裂，然后将紫外线撤去，让脾细胞修复已断裂的 DNA。从图 4，我们看到：不同年龄的小白鼠，它们的 DNA 修复能力是不同的。紫外线照射前：断奶鼠（出生 28 天）、青年鼠（6 ~ 12 月龄）的修复能力几乎相同；但是老年鼠（24 月龄或以上）的修复能力不如断奶鼠和青年鼠，修复曲线往下斜。用紫外线照射一段时间，再撤去紫外线，断奶鼠 30 分钟就开始修复损伤的 DNA，90 分钟完全修复，达到损伤前水平，也就是说，此时已是完整的 DNA 链，而非断裂的 DNA 链了；青年鼠在撤去紫外线 30 分钟后，开始修复，90 分钟尚未完全修复，直到 120 分钟才基本达到损伤前的水平，即此时才修复成一条完整的 DNA 链，这说明青年鼠修复能力不如断奶鼠。那么老年鼠怎样呢？老年鼠损伤后30分钟未见修复，损伤还继续发展，曲线一直往下走，到90分钟老年鼠才开始修复，150分钟仍未修复好，距损伤前状态还有较大距离。也就是说：此时老年鼠脾细胞内仍有断裂的DNA链存在，说明老年鼠修复时间不仅后延，且修复能力大大下降。基因受损伤，有可能丧失功能，生物逐渐衰老。以上是我研究室所做的实验，也说明衰老的DNA损伤修复学说是有一定实验根据的。

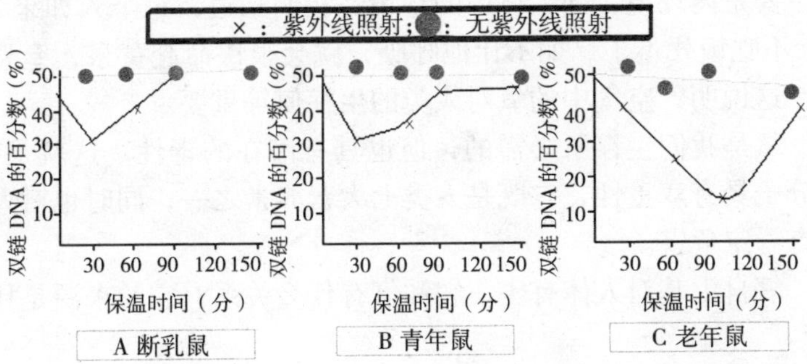

图4 紫外线照射后脾细胞DNA单链断裂与修复

目前国际上已发现30多种DNA修复基因。同时还发现，细胞应答DNA损伤时不仅仅诱导DNA修复基因表达，修复损伤的DNA，还同时引起细胞周期阻滞，中止细胞分裂，为受损的DNA提供修复时间。如DNA损伤过于严重，不易修复，细胞就会自尽（凋亡），牺牲自我，保全整体。大家知道，正如大街上十字路口，四面八方来的车辆及各方人士都往前行，需要交通警察进行指挥，或用红、绿灯协调，这样才能各行其道，不出事故。细胞应答DNA损伤，究竟走哪条路，这由关卡控制基因（似红绿灯）来准确控制应答的时序，协调应答过程。已发现人类DNA损伤修复的关卡控制基因有几种，其中有一种叫p53的抑癌基因，它在细胞应答 DNA 损伤中起关键作用，它可调节 DNA 复制（亲代 DNA 生成子代 DNA），引起诸多基因的表达，阻断细胞周期以及促进 DNA 损伤过于严重的细胞发生凋亡等。

第二种学说是氧自由基学说。

（二）氧自由基学说

1. 氧自由基的来源

生命与环境相关，环境有内环境与外环境之别。下面谈的环境主要是内环境，即人体内的环境。我们知道，一个人如果 3～5 天不吃饭死不了，如不让他呼吸，就会很快命赴黄泉，窒息致死。这说明：空气中的氧对人类的生存何等重要。

氧是我们生存所必需的，但也具有潜在的毒性。这就是说：氧分子具有双重性，它既是人类七大营养素之一，同时也对人体具有一定危害。

氧自由基对人体有害，它和氧有什么关系？它的来源是什么呢？

外源性的氧自由基可来自汽车尾气及来自抽烟的人呼出的烟雾里。对于外源性的氧自由基我们可以想办法少接触，如选择空气清新，烟雾少的居住地或活动场所，尽量不抽烟或少抽烟。但是，外源性氧自由基并非体内氧自由基的主要来源。氧自由基主要来自我们自己体内，即内源性氧自由基才是我们体内氧自由基的主要来源。

我们每日三餐吃进去粮食（糖的主要来源）、油（脂类的主要来源）和鱼、肉、蛋（蛋白质的主要来源）都到哪里去了呢？它们在我们体内各组织，细胞里进行氧化，氧化的同时产生二氧化碳、水及能量（即 ATP）。二氧化碳通过呼吸，由肺呼出，能量以 ATP 形式供各组织、器官用以维持生理活动，以供心脏跳动、胃肠蠕动、大脑记忆等等。在糖、脂类及蛋白质（统称代谢物）的氧化过程中除能量外，还产生了不少氧自由基。

以上氧化产能过程在何处进行的呢？是在各种细胞的线粒体内进行的。线粒体在氧化代谢物的过程中不断产生能量 ATP，所以人们称线粒体是我们细胞的“发电站”。我们从空气中吸收的氧，约 90%都用于线粒体中代谢物的氧化。代谢物氧化时产生大量能量供给我们进行各种生理活动。所以我们干活才有力气，我们脑子才能思考、记忆，我们的肌肉才能收缩，才能执笔写字。肌肉收缩需要能量，能量就从这里来。

大家想一想，如果一个人每天吃一斤粮食，20 ~ 30 年下来要吃掉上万斤粮食，这些粮食可堆座小山了，可是 20 ~ 30 岁人的体重也就这么几十公斤，为什么？就因为这些代谢物在细胞内无时无刻都在进行氧化分解，与此同时，产生能量 ATP，供给我们人体一切生理、生化活动的能量需求。代谢物被氧化的同时伴有氧自由基不断生成。所以，内源性氧自由基是时时刻刻，分分秒秒都在生成。足见内源性氧自由基是人体氧自由基主要来源。

2. 氧自由基的危害

氧自由基对我们人体有多大危害？

氧自由基可以损伤 DNA，还可损害蛋白质与细胞膜。DNA 受损伤，也就是说基因可能受了损伤。如上所述，修复损伤 DNA 的能力随年龄增加而下降。人年纪大了，修复能力差，损伤的 DNA 就会积累，基因功能也会受影响，促使细胞逐渐衰老乃至死亡。氧自由基如损害蛋白质，可使蛋白质变性。如果这种变性的蛋白质是酶，酶就会失去催化活性。如果受损害的蛋白质和神经传导有关，则神经传导就会失灵。此外，氧自由基还损伤脂类，引起脂质过氧化，脂质过氧化以后，又可再产生氧自由基，形成恶性循环。

上面我们谈了氧自由基的危害，下面我们详细谈谈氧自由基对 DNA 的损伤。

3. 氧自由基损伤 DNA

氧自由基可以引起 DNA 单链断裂，也可引起 DNA 双链断裂。北京大学衰老研究中心用双氧水对人类细胞 DNA 的损伤与细胞的应对能力进行了研究，见图 5。

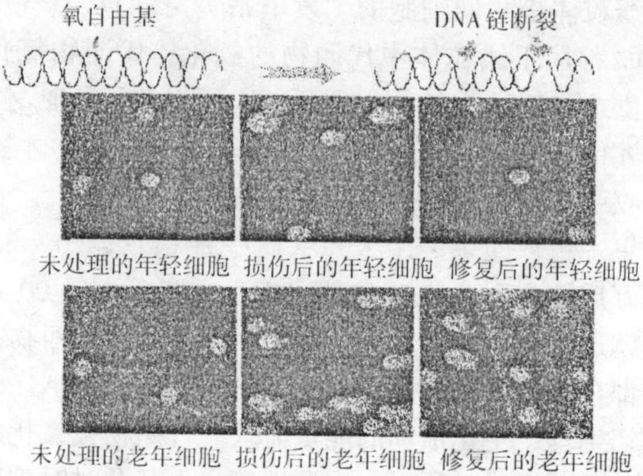

图 5　氧自由基对 DNA 的损伤与细胞的应对能力

用双氧水（即过氧化氢，一种氧自由基）处理体外培养的人成纤维细胞，就会造成细胞内的 DNA 损伤。DNA 损伤后双链断裂，DNA 分子就变小了，进行电泳时（比如游泳）个头小的跑的快，跑在前面。分子大的 DNA 跑不动，跑在后面。从图 5 我们可看到，年轻的成纤维细胞没有用双氧水损伤前，在显微镜下可看到每个细胞都是圆乎乎的，边缘非常规则，老年细胞的形态与年轻细胞稍有不同，这表示老年细胞 DNA 链有少数断裂，出现较少的小分子 DNA。用双氧水损伤年轻与年老细胞 1 小时后，可发现年轻细胞的 DNA 出现严重损伤现象，它们因为 DNA 链断裂多，断裂后产生小分子 DNA 也多，小分子 DNA 在电泳时跑的快，跑在前面，如倒着看，可见整个细胞的 DNA 电泳图就像彗星拖尾，跑得最快的部分就像彗星的尾端；再看老细胞，老细胞内 DNA 链断裂出现的小分子 DNA 更小、更多，所以跑的更快，拖尾拖的更长，这说明老细胞 DNA 受损伤更严重。1 小时后我们除去双氧水损伤因素，让细胞修复 12 小时。12 小时后年轻细胞完全恢复到双氧水损伤前的细胞形态，圆圆的，边缘很规则，没有拖尾现象，说明已完全修复，恢复原貌（完整的 DNA 链）。但是我们看看老细胞，它跟未损伤前一样吗？还是不一样。它毛毛茸茸的还有很多拖尾现象，只是比修复前的尾巴短了些。这说明受损伤的 DNA 被修复了，但修复能力有限，不能完全修复，不能恢复到损伤前状态。这说明年纪大了，人老了，修复 DNA 损伤的能力下降了。

这是人为何会衰老的第二种学说。

那么我们怎样来防止氧自由基对我们人体各组织细胞 DNA 的损伤呢？怎么样来抵御氧自由基对我们的不利影响呢？这个问题将在后面说明。

衰老的第三种学说是端粒（亦称端区）假说。

（三）端粒假说

1. 什么是端粒

端粒是指细胞核内染色体末端的一段特殊的结构，由端粒酶合成。这种结构可以防止两条染色体间互相交联，如交联可引起染色体畸变，会引发肿瘤。另外，它也可防止损伤的 DNA 修复的不正确。端粒有一定长度，随年龄增加端粒长度越来越小，越来越短。那么，我们人类细胞的端粒究竟有多长，它由什么组成的呢？它由六个核苷酸按照一定的排列顺序，即 TTAGGG 组成。不同组织、细胞的端粒长度不同。其长度由以上六个核苷酸的重复次数决定，即由 n 次决定。如果 $n=5$，那么这种组织细胞的端粒长度就是由 $5\times6=30$ 个核苷酸组成；如果 $n=10$，那么这一种组织细胞的端粒长度就是由 60 个核苷酸组成。所以我们人类不同的组织细胞它的端粒长度不同，但是均由 TTAGGG 这六个核苷酸重复组成的。端粒长度与重要脏器的健康有关，有人认为端粒长短与人类个体的寿命有关。

2. 端粒长度随增龄缩短

随着年龄的增加，端粒长度为什么会越来越短呢？见图 6。

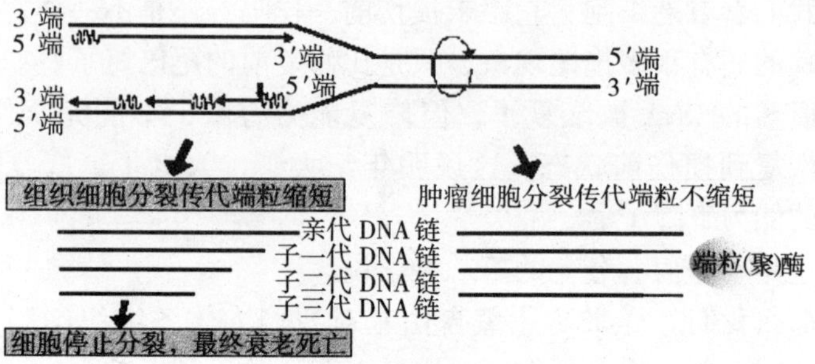

图 6 细胞端粒缩短的成因与后果

我们知道 DNA 是由两条脱氧核糖核酸链组成，两条链互相缠绕形成麻花状。当它在细胞增殖时，也就是从亲代细胞产生子代细胞时，亲代细胞内 DNA 需要进行复制，将遗传信息传到子代细胞。亲代细胞内 DNA 的两条链需解开才能进行复制。我们看图 6，细胞内 DNA 在复制时，以亲代解开的两条链中的一条为模板复制子代 DNA 链。在复制前先要有一引物，然后往前延伸，当复制完成时要切掉此引物，所以子代就比亲代的端粒短一截。子代再往下传代，子子代又短一截，这样一直传下去，端粒长度越来越短，短到一定程度，这个细胞就不能再进行增殖分裂了，也就不能传代了，细胞逐渐衰老死亡。

我们人类大部分正常体细胞就是这样，随着代龄的增加端粒越来越短。但是肿瘤细胞与体细胞不同，因为它含有端粒酶。肿瘤细胞每分裂一代，端粒长度也缩短一截，这缩短的一截由端粒酶将它延长了，所以子代肿瘤细胞端粒长度又恢复到亲代水平；再传一代，端粒再缩短，端粒酶又接上了。所以肿瘤细胞端粒长度不随细胞增殖而缩短。这样不管传多少代，肿瘤细胞端粒长度不变，所以肿瘤细胞才能疯长、乱长，无限制的长，生成肿瘤

(图6)。Hela细胞是宫颈癌细胞，进行体外培养传代至100代和150代，细胞代数差了50代，但端粒长度几乎一样长（图7），由于它们的端粒长度一样，所以电泳时跑得一样快。

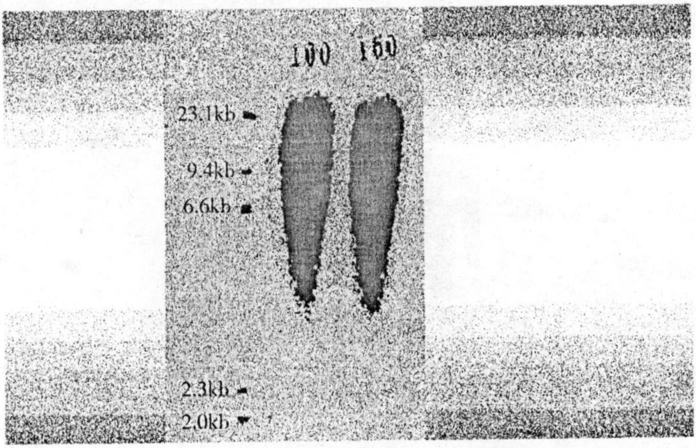

图7　不同代龄Hela细胞的端粒长度

除肿瘤细胞外，人类的生殖细胞与干细胞也有端粒酶活性。其端粒长度也不随细胞增殖分裂而缩短。以上是解释为什么人年龄越大，极大多数细胞的端粒会越来越短。

3. 端粒长度与人的寿命有关

2003年国外科学家发现，血细胞端粒短的人寿命较短，其心脏病病死率是端粒长的人3.18倍，传染病病死率是端粒长的人8.54倍。2004年有人认为老年糖尿病、老年人创伤愈合缓慢、免疫功能下降、肌肉萎缩、动脉粥样硬化及肿瘤发生等均可能与相应细胞端粒较短有关。总之，端粒长度是人类体细胞衰老的标志之一。我们对此也进行了研究。

我们从180人静脉取血，分离出白细胞，并用电泳技术测量白细胞的端粒长度，结果见图8。从图8可以看到端粒越长（即分子越大）在电泳中跑的越慢；相反，若端粒越短（分子越小）则跑的越快。我们发现25岁、35岁、45岁、55岁和65岁的实验对象，其白细胞的端粒长度随年龄增加而逐渐缩短，泳动越来越快，表现为：随着年岁增大，端粒在电泳中所在位置步步靠前。下面介绍寿命的性别差异。

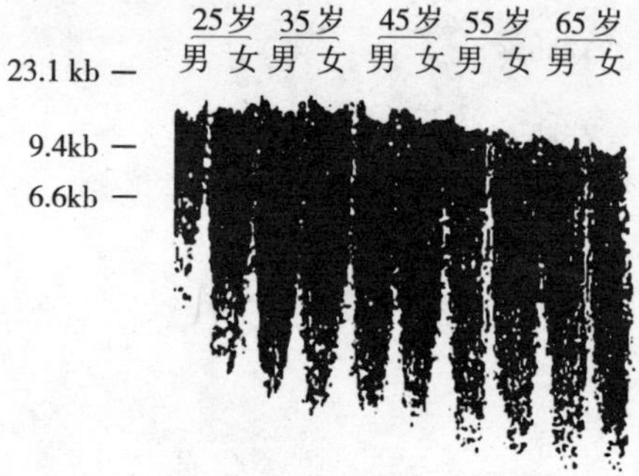

180人血白细胞端粒长度检测结果

图8　中国人血白细胞端粒长度的随龄变化

（四）寿命的性别差异

1. 女性平均寿命比男性长

众所周知社会上存在的一个普遍现象，即不管是农村或者是城市，不管是南方或者是北方，也不管是中国还是外国，都是孤老太太多，孤老头子少，为什么？这就是说寿命长短有性别差异（表2）。

表 2　性别的寿命差异

[illegible]	男（岁）	女（岁）
中国北京（2001）	68	71
日本	76.09	82.22
法国	75.71	80.94
香港	74.90	80.53
瑞典	74.81	80.41

1991 年日本厚生省做了一个统计，日本男性的平均寿命为 76.09 岁，女性为 82.22 岁，女性比男性要多活 6 岁。瑞典、香港、法国的男女寿命差异也有相似趋势。中国北京 2001 年资料，男性平均寿命为 68 岁，女性为 71 岁。从表 2 所列数字看，女性寿命均比男性长。我国部分资料显示：高龄老人男女之比例，80～89 岁时为 1∶1.81；90～99 岁时为 1∶2.38；100 岁以上时为 1∶3.13。前苏联百岁老人男女之比例为 1∶3.54，日本为 1∶4.56，均是女性寿命长于男性，且随年龄增加而增加。那么大家就会问，这是为什么呢？

2. 寿命性别差异的原因

最早有人认为：这因“男主外，女主内”，男性承受繁重的社会工作，是一家之主，挑大梁，身心承受极大压力。但这一说法不尽合理，因为现代社会男女平等，女性也参加工作，还要兼顾家务，但男性比女性寿命短的现象仍然存在。也有人认为：男性比女性寿命短是因为“男儿有泪不轻弹”，有苦不愿讲；女性受到委屈则泪如泉涌，一泻千里，将气闷、委屈、压抑冲刷得干干净净，这有利女性长寿。

近来女性寿命比男性长，这一普遍现象引起科学家的广泛兴趣，他们为此进行了对比、探索，提出了以下一些看法。

①从遗传因素看，女性性染色体是 XX，男性性染色体是

XY。有一种清除氧自由基相关的酶，叫 6－磷酸葡萄糖脱氢酶，它的基因定位在 X 染色体。从这一点看，女性抗氧自由基损伤的能力比男性强。

②调节细胞周期的有关的一些酶也定位于 X 染色体，这些酶可能在人类生命过程中起重要作用，因此女性在细胞周期调节方面可能比男性有优势。

③除遗传因素外，有些学者认为女性寿命长于男性的现象可能还与雌激素有关（图 9）。

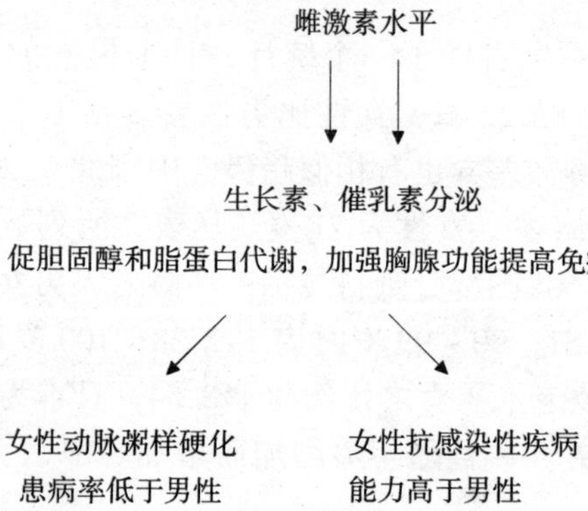

图 9　与寿命有关的雌激素作用

由于男、女性激素不同，女性雌激素水平高。雌激素可刺激生长激素和催乳激素分泌，加强胸腺功能，提高免疫力；雌激素有利体内的胆固醇和脂蛋白代谢，使女性动脉粥样硬化患病率低于男性；雌激素在抗感染方面也起一定作用，女性感染性疾病患病率和死亡率的高峰要比男性晚 10～15 年。

④端粒长度的缩短速率男性比女性快。此现象除国外有文献报道外，北京大学衰老研究中心对此也进行了研究，其实验结果见图 8。我们对不同性别来源的人白血细胞进行端粒长度的测定，发现男性在年轻时其端粒长度比同龄女性稍长，但随年龄增

加端粒缩短速率快于女性。男性每年端粒长度丢失速率比女性快 3 个碱基对（bp）。性别是在出生时就决定了的，同时也就决定了男女寿命的差异。

除上述的原因外，是否还有其他原因？值得注意和研究。

以上介绍了现代公认的三种生物衰老学说。此外尚有其他学说：如线粒体 DNA 损伤学说、基因调控学说、神经内分泌学说、免疫学说、蛋白质合成差错累积学说等等，在此不能一一介绍。那么根据衰老机理研究的成果，我们如何将其应用于延缓衰老呢？

四、健康长寿掌握在我们自己手中

有一句中国民间谚语："有钱难买老来瘦"，这句话既对也不对。说它对，是因这句话包含了要适度限食的意思；说它不对，是指老年人不是越瘦越好。

（一）人类延寿的灵丹妙药——适度限食

人类及多种动物的寿命均因适度限食而延长。这不是说可以过度限食，不是说越瘦越好。

1. 限食的内容

"限食"指的是什么呢？并非所有食物都要限制，主要限制热量（卡）的摄入，就是说要限制糖、脂类，即粮食和油脂的摄入。这因蛋白质是人体最基本的营养素，是生命的物质基础。老年人不仅对食物的消化吸收功能较差，且合成蛋白质能力也差，所以，如老年人食入与年轻人一样等量蛋白质，经消化、吸收进入体内后，最终成为人体本身蛋白质的量比年轻人少。所以老年人食物中，蛋白质的摄入量不但不能减少，根据个人情况还要适量增加，不仅要量足，而且要质优。

2. 适度限食

我国国人常说"少吃多滋味，多吃坏脾胃，若要身体好，吃饭莫过饱，每餐留一口，活到九十九”，这句话含有“适度限食”的意思。适度限食延长寿命的科学依据在长期的研究中已被确认。自20世纪30年代以来，人们进行动物实验，观察限食对动物平均寿命和最高寿限的影响。大量实验证明，限食确能延长动物寿命。适度限食可使鼠类寿命延长40%。1998年，美国某实验室用与人类最为接近的灵长类动物猴子进行研究：一组猴子敞开吃，一组猴子适度限食。两相比较后发现：适度限食的猴子体重比非限食猴子体重减轻1/4。它们不仅外形年轻，身材苗条（较瘦），而且体温较低，动作敏捷，活泼好动，组织对激素的敏感性较高，肝脏和肌肉组织的蛋白酶活性亦较高，很多化验指标均呈年轻化。后来还有人报告，限食小鼠可明显减少因年龄增加所引起的基因表达变化，它们的蛋白质合成与更新能力也有所增强，还可减轻DNA损伤。所以说限食延寿是有它的科学依据。

3. 适度限食延长寿命的机理

那么，适度限食延长寿命的原因是什么？下面将从不同角度进行说明。

首先适度限食可减少内源性氧自由基的生成。摄入食物少，进入细胞的代谢物在细胞线粒体内进行氧化反应亦少，耗氧量少（氧负荷量少），内源性氧自由基产生量就少，从而减少氧自由基对DNA等大分子物质的氧化损伤。氧负荷量与寿命有关，这在其它方面已得到证明。如鸽子最高寿限约30年，而大鼠最高寿限为3～4年，二者体重和代谢率相似，最高寿限却相差很大，只因鸽子的脑、心肌线粒体的氧负荷小于鼠。

其次，适度限食，降低了代谢速率，增强了代谢潜力。人的代谢潜力是一定的，用的多，剩的就少，节约使用可延长使用时间。人体代谢潜力就像用钱一样，用的快，很快就用完；如节约使用，存入银行，不仅用的时间长，还有利息回报，道理是一样的。

再者，适度限食可减少非酶糖基化。非酶糖基化是不需要酶催化的糖基化反应，细胞中的葡萄糖可与蛋白质缓慢结合，发生非酶糖基化。血糖高的人，非酶糖基化水平较高。非酶糖基化的终末产物可使细胞内大分子互相交联，造成细胞结构紊乱，还可促进自由基产生，引起衰老进程加快。如果适度限食，减少粮食摄入量，血糖水平较低，非酶糖基化反应减少，就可延缓衰老。

此外，适度限食还可提高非正常细胞的死亡（凋亡），它使不正常的细胞在发展为癌细胞前就死亡，从而降低肿瘤发病率。适度限食还可使胸腺衰老速度减慢，免疫应答能力增强，减慢免疫功能的衰退。

以上是适度限食延寿的可能机理。

目前大家公认：适度限食确是人类延寿的灵丹妙药，当然，除适度限食外，我们老年人更应注意健康的生活方式和膳食平衡。

（二）健康的生活方式

1. 老年人生理特点

老年人营养过剩或不足均不利健康。

养生益寿必要条件之一是合理的营养，合理营养可因人年龄不同而有所差异。对年轻人来讲是合理的饮食但未必适合老年人。这是因为老年人有其生理特点。

第一个生理特点——消化功能减退

民间俗语“老掉牙了”，就是说老年人牙齿因年久磨损，护理不当则牙齿松动甚至脱落。咀嚼是消化食物的第一步，老年人尤其是高龄老年人（80 岁及以上）食物进入口腔，咀嚼就有障碍。咀嚼功能不仅磨碎食物，且可刺激唾液（俗称口水）分泌。唾液中含唾液淀粉酶可水解食物成分中的淀粉，唾液还可中和胃酸，保护胃黏膜，有杀菌功能。老年人咀嚼障碍可影响唾液分泌，俗话说吃饭要细嚼慢咽，这句话包含了益寿延年的道理。食物经咀嚼进入胃肠道，食物中的粮食（糖）油（脂肪）及鱼、肉、蛋等（蛋白质）分别在胃肠道消化液中脂肪酶、淀粉酶、蛋白酶等这些消化酶的作用下，逐渐分解，然后被人体吸收利用。

但老年人不仅胃黏膜变薄，且胃肠道平滑肌萎缩，消化酶活性随增龄下降，从而影响了老年人的消化功能。

第二个生理特点——基础代谢率下降

我国60岁或65岁以上老年人均属退休人群，工作负荷少或无负荷，活动量也少，其基础代谢率（指一个人在气温18～25℃，安静状态下空腹卧床时所耗能量）下降。老年人对能量需求低于年轻人，如90岁老人其基础代谢率比20岁人下降20%。所以老年人的进食量要少于年轻人。

此外，老年人因患多种慢性疾病故服药多，有些药物会影响食物中营养素的吸收，代谢和排泄。比如巴比妥盐类和磺酸水杨酸类药影响叶酸的吸收，叶酸缺乏易贫血，又如抗痉挛药影响食物中钙的吸收易诱发骨质疏松症。

2. 人类必需营养素

民以食为天，足见饮食于民生之重要。糖、脂类、蛋白质、维生素、水、空气及无机盐是人类生存必需的七大营养素，其中糖、脂类是供给能量的主要物质。蛋白质是构造人体的主要材料，也是物质代谢赖以进行的主要因素。此外，其余4种营养素也是人类健康生存所必需。7种营养素的主要生理功能见表3。

表3　七种营养素的主要生理功能

空气……氧气

人体结构组成：
- 糖类……糖及淀粉
- 脂类
- 蛋白质
- 无机盐……钙、磷、钠、钾、氯、铁、铜、碘、锌等
- 水

维生素

（糖类、脂类、蛋白质）供给能量

（无机盐、水、维生素）调节代谢与生理活动

①糖的营养价值

人体的一切生理活动和代谢物进行的新陈代谢，都需要消耗能量。能量从何处来？这如同一架内燃机需要汽油，电动机需要通电，蒸汽机需要燃煤供其能量才能启动一样，人体生命活动的运转其能量来源于食物。

我国人民的主食无论大米、白面还是小米、薯类，均是含淀粉（糖）食物，其主要生理功能是供给能量。所以中国人所需能量，70%～80%来自糖在细胞内的氧化。淀粉是一种多糖，经消化生成葡萄糖（单糖），被人体吸收利用。纤维素、果胶也是多糖，但它不被消化吸收，随粪便排出体外。

60岁以上老年人，约有一半或2/3人有耐糖能力下降现象，所以老年人应少食蔗糖（白糖、糖果），70岁以上老年人不宜食蔗糖，否则易引起高血糖和糖尿病。

②脂类的营养价值

脂类不仅指日常生活中炒菜用的动、植物油（总称脂肪），它还包括胆固醇、磷脂等类脂物质。脂肪不论是动物油（猪油、牛油、鸡油等）还是植物油（豆油、花生油、芝麻油等）均由甘油和脂肪酸组成。组成动物油的脂肪酸主要是饱和脂肪酸，饱和脂肪酸遇冷易凝固，而组成植物油的脂肪酸主要是不饱和脂肪酸，所以植物油不易凝固，常呈液态。

组成植物油的不饱和脂肪酸中，有三种多不饱和脂肪酸称为必需脂肪酸。顾名思义，这三种脂肪酸是指我们人体内不能合成，必须从食物获取，又是生存所必需的脂肪酸。此外，植物油中还含较多的维生素E，胡萝卜素和植物固醇。植物固醇可阻碍食物中胆固醇的吸收，有利于降低血胆固醇浓度，从预防心血管病考虑，植物油营养价值高于动物油。植物油虽然比较适合老年人食用，但组成植物油的多不饱和脂肪酸在体内氧化时产生脂质过氧化物，自由基会加速衰老进程。所以老年人应少食脂肪。食用时以食植物油为主，动物油为辅。脂肪与糖的主要生理功能都是供给能量，脂类供能效率是糖的两倍多，脂肪不仅供应能量，它还是储存能量的主要物质。人体内过多的糖可转变为脂肪储存起来，造成肥胖症。肥胖症本身虽不致命，但它与糖尿病、高血压、心血管病发病密切相关。

脂肪还是脂溶性维生素和必需脂肪酸的来源。此外，脂肪还使膳食可口，有增进食欲，延长胃排空时间等诸多生理功能。

③蛋白质的营养价值

蛋白质是生命的物质基础，是人体构件物质。蛋白质在体内无储备，必需不断由食物补充。老年人对蛋白质需要量较大，这因老年人消化功能减退，影响食物中蛋白质的消化、吸收和利用。老年人因患慢性病，服药多，一些药需要与蛋白质结合。老年人易有孤独感，被社会抛弃感，因此情绪易急躁，这些均提高老年人对蛋白质需要量，所以老年人蛋白质入量要高。但老年人肾功能降低，食入蛋白质量多，则需从肾脏排出蛋白质分解代谢最终产物也会增加，从而增加肾脏负担。此外，老年人因活动减少，心肌、骨骼肌及肝脏等萎缩（见表 4），人体组织蛋白质含量下降。所以老年人食入蛋白质量又不宜太高。解决这一矛盾的办法，就是要保证质量，食入优质蛋白质。

表 4　肝、骨骼肌在生命三阶段的比例变化

	肝占体重	骨骼肌占体重
新生儿	4%	25%
成年人	3%	45%
老年人	2%	27%

什么是优质蛋白质呢？蛋白质是由 20 种氨基酸组成，其中八种氨基酸：赖氨酸、色氨酸、缬氨酸、苏氨酸、蛋氨酸、苯丙氨酸、异亮氨酸、亮氨酸是必需氨基酸，也就是说这八种氨基酸

是人体不能合成，又是生存必需，需由食物供给的氨基酸。所以，优质蛋白质是指必需氨基酸含量高的蛋白质。

多数植物蛋白质因必需氨基酸含量低或含量不全，营养价值不如动物蛋白，所以是非优质蛋白质。如谷类食物蛋白质赖氨酸含量少，豆类食物蛋白质色氨酸含量少，如二者一起食用则可互补提高其营养价值。豆类食物中以大豆（黄豆）营养价值高，所以豆制品是老年人首选的植物蛋白。动物蛋白如鸡蛋、牛奶和鱼是老年人最好的动物蛋白来源，鸡蛋和牛奶不仅优质蛋白质含量高，且含易被人体消化、吸收和利用的钙。我国老年人普遍缺钙，牛奶是理想的钙来源，它含有较多的卵磷脂，维生素 B2、色氨酸和乳糖等。人在夜间血钙浓度下降，处于低血钙状态，所以有人主张老年人睡前喝杯牛奶，补充钙，可改变夜间低血钙状态，起预防骨质疏松症作用。又因牛奶中含色氨酸，色氨酸有镇定作用，可帮助老年人睡眠。鸡蛋营养价值也很高，不仅含有丰富的必需氨基酸，且各种必需氨基酸比例适合人体需要。此外，鸡蛋是无机盐和维生素的良好来源，富含钙、磷、铁，鸡蛋黄富含卵磷脂。卵磷脂可使血液中胆固醇水平降低，这因运出沉积在血管壁上胆固醇进行代谢时需卵磷脂参加。但蛋黄本身又含胆固醇，且含量高，所以鸡蛋也不是越多吃越好。如果老年人血液胆固醇浓度高，则每天吃鸡蛋时少吃一些蛋黄更好。常用食物必需氨基酸含量见表 5，常用食物蛋白质营养价值见表 6。

④维生素营养价值

维生素是一类人体“几乎不能合成”的营养素，人体对它的需要量虽微，但它是人类赖以健康生存必需的营养素，只能从食物摄取。不同种类的维生素，生理功能各异，它们既不参加机体组成又不提供能量。

表5　常用食物的必需氨基酸含量（每100克中含毫克数）*

食物名称	缬氨酸	亮氨酸	异亮氨酸	苏氨酸	苯丙氨酸	色氨酸	蛋氨酸	赖氨酸	蛋白质含量（克%）
稻米（粳）	394	610	257	280	344	122	125	255	7.25
面粉	454	763	384	328	487	122	151	262	10.74
玉米	415	1274	275	370	416	65	153	308	11.06
黄豆	1800	3631	1607	1645	1800	462	409	2293	37.9
马铃薯	113	113	70	71	81	32	30	93	2.18
大白菜	44	37	24	26	25	8	9	30	1.16
猪肉（瘦）	1134	1629	857	1019	805	268	557	1629	20.8
牛肉（瘦）	1040	1459	765	926	700	208	508	1440	18.9
鸡蛋	866	1175	639	664	715	204	433	715	12.7
牛奶	215	305	145	142	150	42	88	237	2.9
带鱼	940	1474	927	788	688	148	484	1238	18
对虾	1021	1561	781	842	823	213	574	1530	21.1

* 摘自朱寿民：老年饮食营养问答，1986，浙江科学技术出版社

表6　常用食物蛋白质营养价值

食物名称	蛋白质量（每100克中的克数）	消化率%	营养价值
鸡蛋	14.7	99	94
牛奶	3.5	97	85
鱼	17.3	98	83
牛肉	17.5	94~99	76
猪肉	14.9	92	74
大米	6.7	82	77
白面	11.7	99	52
大豆	46	90	73

维生素分二类，维生素 A、D、E 及维生素 K 仅溶解于脂肪和脂性溶剂，难溶于水，故称脂溶性维生素。其余的维生素如维生素 C、B 族维生素因其可溶于水，故称水溶性维生素。吃胡萝卜（含胡萝卜素在人体内可转变为维生素 A）、韭菜及茄子（维生素 E 含量高）时最好用油炒。这样，它们所含的脂溶性维生素才可被人体吸收利用。常用食物维生素含量见表 7。

表 7　重要维生素食物来源

脂溶性维生素	主要食物来源	水溶性维生素	主要食物来源
维生素 A	肝、蛋黄、鱼肝油、乳及乳制品	维生素 C	新鲜蔬菜、水果、枣、茶叶
维生素 A 元（胡萝卜素）	玉米、胡萝卜、绿叶蔬菜	维生素 B_1	酵母、豆、谷物、胚芽、瘦肉
维生素 D	肝、蛋黄、鱼肝油、日光照射皮肤可生成维生素 D_3	维生素 B_2	酵母、豆及豆制品、绿叶蔬菜、蛋
		维生素 B_6	酵母、蛋黄、肝、谷类
维生素 E	植物油、胚芽、绿色植物	维生素 B_{12}	肝、肉
维生素 K	肝等	其它 B 族维生素	食物中普遍存在，食物来源与 B_1、B_2、B_6、B_{12} 基本相同

四种脂溶性维生素各具独特的生理功能。维生素 A 有促多种组织细胞分化，促生长作用以及具有保护视力，防癌、抗癌作用。维生素 A 在动物性食物中以肝脏含量最丰富。植物性食物虽不含维生素 A 但深绿色或红黄色蔬菜和水果中，含有一种称为胡萝卜素的物质，吸收进入人体后可以转变为维生素 A。

维生素 E 是抗氧化剂，具有清除氧自由基的作用。此外，维生素 E 还具有抑制血小板聚集防止血栓形成，有利于预防心脑血管疾病。维生素 E 主要存在于蔬菜（如韭菜、茄子）及豆类食物中，以麦胚油含量最高。老年人如定期服用维生素 E，每天服用量以不超过200~300毫克为宜。2001年由中国营养学会编写的中国居民膳食营养素参考摄入量一书提出，虽然成人可以耐受每日口服100~800mg，不会出现明显中毒症状（800mg相当于1200国际单位），但摄入量也不宜太高。

维生素D与骨钙化有关，维生素D缺乏会导致钙磷代谢障碍，影响骨质形成，婴幼儿可造成佝偻病，成人可造成软骨病。老年人由于吸收差，活动少又因肾功能减退，维生素D不能在肾脏转变为活性形式。因为只有活性维生素D才能对钙、磷代谢起调节作用，促进食物中钙吸收。非活性形式缺乏这种功能，因此老年人易患骨质疏松症。

为了预防骨质疏松症的发生，服维生素D时，老年人如服用阿法骨化醇（1α羟维生素D_3），在肝中不必经肾即可转变为活性的1、25二羟维生素D_3（1、25（$OH)_2D_3$）。因为这样才能有效调节钙的吸收，鱼肝油是维生素D的丰富来源，其它如海鱼、鱼卵、肝脏、蛋黄、奶油等维生素D含量也较多，蔬菜、水果不含或含少量的维生素D。儿童、青年人、成年人以及老年人均可从食物中获取维生素D，但老年人维生素D在体内转变为活性维生素D以调节钙、磷代谢的能力不如其他人群。

维生素A、D、E不能从人体排出，大剂量服用是有毒性的，老年人服用时应注意。

水溶性维生素除维生素C外，还有B族维生素，如维生素B_2（核黄素）、维生素B_6、B_{12}及叶酸等。

维生素C是一种水溶性维生素，也具抗氧化作用。它可防止不饱和脂肪酸氧化生成过氧化物。维生素C和维生素E同时服用抗氧化效果更好。此外维生素C还具有抑制致癌物亚硝胺的生成，能促进伤口愈合，促进铁的吸收，提高人体免疫功能。所以有人认为它是老年人保健延衰剂。维生素C主要来源是新鲜的蔬菜与水果。其中猕猴桃、酸枣及刺梨维生素C含量尤其丰富。动物性食物及牛奶维生素C含量很少。维生素C每日服用量为200～300毫克。维生素C不同于维生素A、E及D，大量服用超过人体需要量时可排出体外，但是也不能服用太多。因为维生素C进入体内后有一部分代谢成草酸，草酸易与钙结合，影响钙的吸收、利用，还会导致尿道结石。所以维生素C每日服用量以不超过药用剂量为宜。药用剂量为每天300～600毫克。

⑤无机盐类

钙、磷、铁、钠、钾、锌等均为无机盐成分。它们是维持人体正常生命活动不可缺少的营养素。

无机盐类中的钙、磷、镁、钾、钠、氯和硫等营养上需要量较大，每日需要量在100毫克以上，称常量元素。另一类无机盐如铁、锌、硒、碘、铜、钼、钴、铬、锰等每日营养需要量极微，它们具有一定生理功能必须通过食物获取，故称人体必需微量元素。常量元素是构成人体组织的重要成分，如骨骼和牙齿大部分由钙、磷和镁组成。常量元素还参加人体物质代谢。它们不断从粪、尿、汗、头发、指甲、皮肤的脱落排出体外，因此也必须从膳食补充。奶和奶制品是钙的良好来源，不仅含量丰富且吸收率也高。此外，小鱼、小虾及一些硬果类食物钙含量也较多。香蕉含钾量高，老年人易缺钾，香蕉可补充钾，且有助通便，可预防老年人便秘。我国老年人也常缺钙，而钠（食盐含钠）摄入量偏高。老年人缺钙易患骨质疏松症，钠摄入量高易患高血压。许多老年人常出现腿肚子抽筋、骨头痛等症状，这是缺钙表现，提醒你要补钙了。

人体必需微量元素主要来源于食物和水，缺乏或过量或比例失调，均有害健康。适量微量元素对人来说是营养物，如过量则可能成毒物，并可成为某些疾病的重要病因。有人研究发现，如锰浓度为5微克/毫升时可缩短果蝇寿命，而浓度为1微克/毫升时可延长寿命。又如膳食中硒、锰含量较高地区，癌症发病率低；钼、锰、硒、锌、铬摄入不足易发生心脑血管病。硒是一种清除自由基的微量元素。我国老年人常因铁摄入量不足而患缺铁性贫血，动物内脏、黄豆粉、瘦肉、蛋黄均含丰富的铁。海产品含碘与锌量丰富，如海带、紫菜，海鱼及贝壳等。缺碘可生大脖子病即单纯性甲状腺肿。

⑥空气及水

空气及水似乎是取之不尽，用之不竭的。实际并非如此，水资源的宝贵已是人所共知。空气与水的污染会危害生命，它们对人体健康的重要性更是众所周知的。

人如数十日不进食尚能生存，但若中断空气中氧吸入则会很快窒息致死。我国北方冬季煤气中毒死亡原因就是空气中出现一氧化碳，从而阻碍红细胞携带氧所致。空气中氧随人呼吸进入肺，由肺进入体内。氧由血液红细胞携带，运送到全身各组织细胞，以供细胞中代谢物（糖、脂类、蛋白质）氧化产生能量。

水是人体构造的主要成分，是各组织器官组成成分中含量最多者，水约占瘦人体重的70%，各种营养物质的吸收、运输和代谢产物的排泄，如粪便、尿、汗，均需要水。水还可调节体温，如炎热夏日，大汗淋漓从皮肤和肺蒸发的水分可使身体散发25%或更多的热。水摄入不足或丢失过多可引起机体失水。当失水占体重10%以上，皮肤会失去弹性，出现全身无力，体温升高，血压下降等现象。当失水达体重20%以上时，就会引起狂躁、昏迷，危及生命。如绝食但可饮水，经数十日才会危及生命，可见水比食物对生命更重要。人体内的水分随年龄增加而逐渐减少，70岁时比25岁时减少约30%。健康人每日约需饮水1000毫升左右，老年人则需饮水约800毫升。

总之，空气和水对人类生命至关重要，因此我们要珍惜水资源，节约用水，防止水污染，同时也要关注环境，防止环境及空气污染。人们常说大城市空气不如田野山间的新鲜，我国百岁老人居住地常常是环境好、空气好的地方。

3. 老年人如何进食才合理

①低糖及低热量

老年人因基础代谢率下降，活动量也明显减少，因此膳食热量（能量）的供应宜偏低，三餐要合理分配能量摄入。民间俗话说早餐要吃好（按比例占30%），午餐要吃饱（按比例占40%），晚餐要吃少（按比例占30%）。不同年龄老年人所需热量低于年轻人（见平衡膳食）。长寿老人多有控制膳食的习惯，一般限食20%左右。老年人从糖获取热量占总热量的55%～60%为宜。

②低脂肪

老年人每日脂肪摄入量应占总热量的20%以下，以植物油为主，辅以动物油，但需注意因进食动物性食物可带入动物性脂肪。如脂肪摄入过多易引起肥胖症，肥胖是心脑血管疾病，糖尿病等的危险因素。

③质优量足蛋白质

老年人蛋白质代谢以分解代谢为主，所以蛋白质入量应比成年人高，且质要优。

④进食膳食纤维

纤维素是一种多糖，也是人体必需营养素之一。老年人因胃肠功能下降，肠蠕动减慢而易患便秘，故老年人应多食高纤维素食品。食物中纤维素，果胶等统称膳食纤维。纤维素分子大、不被吸收。不溶性纤维素在肠道中可吸收水分，自身体积膨胀刺激肠壁，增加肠蠕动产生排便感，又因其在结肠中发酵可增加粪便量，每克粗纤维可使粪便重量增加15克，并可加速肠内容物在结肠内的转移而使粪便易于排出，可预防老年人便秘。与此同时膳食纤维还可减少粪便中致癌因素与肠壁的作用机会，从而降低结肠癌的发生率。膳食纤维还可对老年性糖尿病（2型糖尿病）起一定的控制作用。它可增加胆汁酸的排出，减少胆汁酸的吸收，从而降低胆固醇浓度。如燕麦、大麦、蔬菜中的纤维可降低血胆固醇浓度达5%～10%，甚至25%，而且降低的几乎全部是低密度脂蛋白（LDL）中的有害胆固醇，不降低高密度脂蛋白中的有益胆固醇或降低很少，所以它有利于预防老年人心脑血管疾病的发生。谷物、全麦面、豆类、水果和蔬菜含丰富纤维，而脂肪含量少。高梁、荞麦、玉米的纤维素含量可达4%~6.5%，纤维素在水果中含量如梨含1%~5%，鲜枣含1.4%~9%，苹果含0.9%~4.9%。可见老年人多食蔬菜和水果，每天就能从膳食中获得足够量的纤维素。

膳食纤维虽是人类七种必需营养素之一，但也不是越多越好，因为食物纤维在促使废物以粪便形式排泄的同时，也可将铁、钙、锌、镁和某些脂溶性维生素随粪便一起排出。因此进食纤维素要掌握“量”，每天也不要一次食入量过大，否则会引起腹泻，不利健康。

⑤平衡膳食

虽然上面提到应减少糖和脂肪摄入量，不减少或适当提高蛋白质摄入量，那么，人们会问：是否只食用蛋白质，不需食用油脂和糖类呢？不是的，因为单纯食用蛋白质，这种膳食是不平衡的，是对人体十分有害的。不食油脂，食物中的脂溶性维生素就不能吸收；不食糖类，能量来源就不足。蛋白质入量过高还会加重肝、肾负担等等，出现多种弊端，所以膳食要平衡。平衡膳食就是不要偏食，所以有人认为“对待饮食要五谷不分”。

老年人平衡膳食需注意糖、脂肪和蛋白质摄入比。成人平衡膳食中，蛋白质、油脂与糖类的重量比以1:1:4为宜；而老年人则应适当减少脂肪和糖类摄入量，三者之比以1:0.7~0.8:3.0~3.5为宜。由于老年人基础代谢率下降，体力活动减少，对热量需求随之降低，因此，每日膳食提供的总热量应适当减少。如年轻人总热量为100，60岁以后老年人只需80（减少20%），70岁以后则仅需70（减少30%）。总之，老年人所需总热量随年龄增加逐渐减少。

老年人胆汁酸生成量减少，脂肪酶活性下降，对脂肪的消化吸收功能下降。因此，老年人每天脂肪提供的热量占膳食总热量的20%以下为宜，宜以植物油（豆油、菜子油、玉米油等）为主。少食动物脂肪（荤油），如猪、牛、羊油及奶油等。糖类是热量主要提供者，老年人糖类摄入量所提供热量占总热量60%左右为好。此外，还应注意少食胆固醇含量高的食物。部分食物胆固醇含量见表8。

表8　常用食物的胆固醇含量（毫克/100克）*

品　名	胆固醇	品　名	胆固醇
鸭蛋	634	海参	0
鸡蛋	680	豆类	0
松花蛋	649	牛奶	13
墨鱼	375	脱脂奶粉	28
凤尾鱼	330	奶油	168
梭鱼	128	猪油	85
鳝鱼	49	牛油	89
鳗鱼	186	瘦牛肉	63
黄鱼	79	瘦羊肉	65
带鱼	97	瘦猪肉	77
草鱼	81	猪肾	405
鲫鱼	93	猪肚	159
虾皮	608	猪心	158
海蛰皮	16	猪肝	368

*摘自［中国老年病杂志］2005年，第一期，42页。

油盐酱醋是家庭必备的调味品，老年人在饮食中还要注意“少盐、多醋”。“少盐”（每日约5克，酱油一般含20%的食盐，所以500毫升酱油含盐约100克）可降低高血压发病率。据调查，爱斯基摩人平均每日进食4克食盐，很少出现高血压；而日本南部，每天进食10~20克食盐，40%的人出现高血压。“多醋”醋可促进食物中钙的吸收，有益于预防老年骨质疏松；醋还可消食化积，抑制肠道有害细菌繁殖。此外，我们还应注意，我国老年人最常见视黄醇（维生素A衍生物），核黄素（维生素B_2）及钙不足。因此日常生活中，要注意多食富含这三种营养素的食物。胡罗卜含β-胡罗卜素，它可在体内转变为维生素A，维生素A可转变为视黄醇。牛奶含钙量丰富易被人体吸收利用，虾皮、海带、小鱼、黄豆及豆制品含钙也较多。此外，奶与蛋黄含较多核黄素（维生素B_2）。

以上营养素老年人是否吃得越多越好呢？国外文献报道，将3万名吸烟者分为两组，进行维生素A食入量研究。一组吸烟者每天吃较大量胡萝卜，另一组不是天天吃，而是适量吃。其结果天天较大量吃胡萝卜组吸烟者肺癌发病率反而比另一组高18%。这一实验结果给我们启示是，即使对身体健康有益的营养素也要注意“适量”。

此外，老年人还应进行适度运动，坚持体育锻炼。

4. 适度运动，坚持体育锻炼

生命在于运动。古人言“动则不衰”，民间俗语“身体锻炼好，八十岁不显老，身体锻炼差，四十岁长白发”。医学之父希波克拉底指出“阳光、空气、水和运动是生命和健康的源泉”可见体育锻炼健身对提高老年人生活、生命质量多么重要。2000年我国60岁以上老年人口达1.3亿，其中80岁以上高龄老人约占10%。这些老年人如何安度晚年，是身体健康、健步如飞、精神抖擞，还是疾病缠身步履蹒跚、暮气沉沉？只有坚持体育锻炼，适度运动才有可能达到健康长寿。

①运动有益健康

运动好处多多：

运动可以促进思维活动益智健脑。因为大脑活动所需能量主要来源于食物中的糖在脑细胞的氧化，运动能增进人的食欲加速血液循环，使脑血流量增加，提供大脑充足的营养及氧气有利于大脑代谢维持大脑正常功能；锻炼可刺激中枢神经系统，推迟神经细胞的退化及萎缩、使血管更具弹性、防止因脑血管硬化而中风，使大脑功能失调。

运动可增强心功能。心脏功能受植物神经系统的调节，锻炼可使交感神经兴奋性下降，副交感神经兴奋性增强。长期坚持体育锻炼，可使心跳减慢，血压处于正常低水平，有利心脏功能的保持。

运动可加强呼吸功能。体育锻炼可推迟各种呼吸肌老化，增强呼吸功能，增加肺活量。据报道，打太极拳老年人吸入氧气量随增龄减少程度低于不打太极拳老年人。

运动还可减肥、降脂。运动可降低血胆固醇及低密度脂蛋白浓度（含坏胆固醇），提高高密度脂蛋白（含好胆固醇）的浓度。低密度脂蛋白将胆固醇运输到动脉壁，而高密度脂蛋白将胆固醇从动脉壁运出，防止胆固醇在动脉壁沉着引起动脉粥样硬化。运动要消耗热量，主要消耗甘油三酯（脂肪），可达到减肥降脂的目的。肥胖和高血脂是高血压、动脉粥样硬化症、糖尿病的危险因素。有文献报道，坚持轻度运动的老年人较不参加运动的老年人其心血管疾病、糖尿病、老年痴呆等的发病率可减少35%。

此外，坚持运动还有益于老年人心理健康。老年人因退休，离开工作环境与人交往少，常感到孤独与寂寞。如能坚持体育锻炼，则可使老年人视野开阔，促进与他人交流，交换运动心得切磋技艺，抒发个人情感，增强社会适应性，有利于保持心理平衡。老年人应每天坚持锻炼，不要时断时续，如中止锻炼数周则会前功尽弃，所以老年人运动贵在坚持。

②适度运动

老年人坚持体育锻炼，运动量大小要根据自己的情况，因人而异。总之，运动要适度，要进行有氧锻炼。曲镭教授将适合老年人的健身运动分为低强度（轻度）、中等强度及高强度三种，具体见表9。

表9 适合老年人的健身运动

项目	低强度（轻度）	中强度	高强度
步行	散步	快速步行	爬楼梯、上坡
骑车	健身车	娱乐或上街	快骑或载物
活动	活动四肢、简化太极拳、交谊舞	健身操、老式太极拳、扭秧歌	广播操、八段锦等
家务	清扫、洗碗	拖地、做饭	搬动家具
照料小孩	坐着看小孩	喂食、做游戏	
球类	门球、台球	乒乓球、保龄球	网球
钓鱼	岸边坐钓	立着、投竿	
游泳	慢游	用力游	

老年人根据自己身体情况选择合适自己的锻炼项目。俗话说人老腿先老，百练走为先。所以步行列为老年人健身运动中第一项。美国有人主张每天至少步行一小时，日本人提出每天至少步行一万步。

从猿到人的进化是步行出来的。步行是一种全身性有氧运动，简便易行，不需任何运动设备，任何人均可进行。老年人应尽量以步代车，如上楼不乘电梯走楼梯，长期坚持是一项非常好的健身运动。从表9看散步是轻度运动，饭前散步可减轻体重；睡前1～2小时散步可安神定志，防治失眠。许多老年人喜欢饭后散步，但应在饭后1～2小时后散步为好，因为饱餐后立即散步不仅会影响食物消化，且对患心血管病老年人具有明显负作用。老年人饱餐后1小时血压下降，心跳速率上升，所以饭后不宜立即散步。散步不宜在大街车辆行驶多的地方进行，最好在景色秀丽、灰尘少、空气清新的地方进行。每日坚持步行1小时，长期坚持必对身体健康有益。因为步行是双足的交替运动，锻炼腿部肌肉，活动筋骨，使心跳呼吸加快，促进全身血液循环，对预防老年人心脑血管病起一定作用。还有人喜欢倒退行走，也有益健康，但老年人要量力而为，注意安全，不要因倒退行走而摔跤，引起骨折则得不偿失了。爬楼梯，上坡是高强度运动，运动医学专家曾测定一个人每登高一米所消耗的热量是静坐的10倍，是走路的5倍，是跑步的1.8倍，是游泳的2倍，即使下楼梯所消耗的热量也比静坐大3倍，可见爬楼梯，上坡其运动强度之大。怎样才知道适合自己的运动量呢？有人对老年人运动量进行估量，以运动后心跳数（即脉搏数）用170减去你的年龄所得脉搏数就是你的适度运动量。如果你65岁，则170－65＝105，也就是说你的适度运动量，是运动后脉搏数不超过105次的运动量。

老年人切勿进行剧烈运动，因为剧烈运动，四肢肌肉对氧气需求量增加，虽然心跳加快，呼吸加速，努力增加空气中氧气的吸入，但仍满足不了四肢肌肉对氧气的需要，这时大脑、肝、肾和胃的血管都收缩，使这些重要器官处于缺氧状态，对身体十分有害，不利健康。老年人应进行有氧锻炼，也就是适度锻炼，切勿认为只有运动后大汗淋漓，腰酸背疼才有健身效果。

5. 心理健康

健康不仅指身体健康，还应包含心理健康，二者密切相关。老年人健康长寿除注意合理营养，平衡膳食及适度运动坚持体育锻炼外，还应重视并保持心理健康。不要自我暗示：自己已经老了。俗话说“畏老老转迫，忧病病弥缚，不畏复不忧，身健心亦畅”，就是这个道理。过去民间谚语“人活七十古来稀”现这句谚语应改为“人活七十不稀奇，八十还是小弟弟”，健康生活百岁是可达到的，有此心志才行。心理健康是重中之重。

苏州大学第一附属医院吴彩云教授在她文章中说情绪是心理健康的重要标志。情绪包括积极乐观良好情绪，消极悲观不良情绪。长寿学者胡夫兰德在《人生延寿法》中指出，一切对人不利影响中，最能使人短命夭亡的莫过于不好的情绪和恶劣的心境。不可否认老年人不管你既往有过多少辉煌和成就，现在仍能坚持工作，但客观上精力和体力已大不如前了，虽然夕阳无限好，但已近黄昏。职业老人退休后与社会交往减少；子女长大成人独立生活，因而会产生孤独、寂寞有被社会抛弃感。此外，随着年龄增长，身体这架机器的各种零部件出现问题，今日发现耳背、记忆力下降，明日又发现骨骼疼痛，牙齿松动。一些老年常见多发病如高血压、糖尿病、心脑血管病等疾病随之而来，故老年人易产生消极悲观、不良情绪，而消极悲观、不良情绪不利健康。因此老年人要面对现实，努力将消极、不良情绪及时排除和调节，将消极、不良情绪减至最少最轻，持续时间越短越好。对各种引起消极悲观不良情绪的事要积极对待，善于化解，学会自我调理，改善心理状态。如遇不幸时就想“一切都将过去”，丢失钱包时则想“破财消灾”等等，进行自我化解，克服和减少消极悲观情绪。

老年人还应培养积极良好情绪：心境平和，豁达乐观；要树立“知足常乐”，“助人为乐”的人生观，才能“自得其乐”，从乐中求健康长寿。古人言“忧则伤身”，“乐则长寿”。美国威斯康星大学的心理学教授戴纳森研究发现，快乐好心情会增强免疫力。如同样接种流感疫苗，从产生抗体情况看，快乐好心情的受试者，其抗流感病毒抗体生成量要高于一般受试者。快乐和满怀希望、乐观和满足的病人能减轻其心血管疾病、糖尿病、高血压、感冒等症状；反之，病人感到忧郁则可能会加重其所患的心脏病、糖尿病等疾病的症状。所以老年人要热爱生活，淡泊名利，胸襟坦荡，要有“海纳百川，有容为大”的胸怀。离退休后做些力所能及的事，不给自己添压力，学会坦然面对疾病和死亡。要培养自己的爱好和兴趣，根据自身条件，身体状况和兴趣爱好，如参加老年大学、绘画、书法、歌舞、钓鱼、旅游、养花、集邮、摄影等有益活动。正如秦伯益院士所言“老年是人生的美好阶段，因为此时责任已尽，负担已除，身心尚健，感悟人生又欣逢盛世”。老年人生活质量优劣，贵在心志。所以老年人保持心理健康，要培养积极乐观良好情绪。民间谚语“笑一笑，十年俏”；“愁一愁，白了头”，涵盖了心理健康，积极乐观良好情绪的重要性。

6. 戒烟、少酒与充足睡眠

①戒烟

老年人为何要戒烟，因吸烟有百害而无一利。吸烟严重危害身体健康，李秀琴教授曾指出：烟类含有2000~4000种物质，包括气体及微粒成分。气体成分有两类，一类为一氧化碳（CO）、二氧化碳（CO_2）、氮、氧、氢、氨、水蒸气；一类为氢氰酸、异戊二烯、乙醛、丙酮、丙烯醛、一氧化氮（NO）等。微粒成分有尼古丁和烟焦油，二者均为毒性物质。此外，烟雾中还有放射性物质，如^{210}钋、^{14}碳、^{40}钾，其他尚有镉、砷、铅、镍等。烟雾中各种主要成分对人体均有危害。烟雾很易随吸气进入肺泡，CO与氧竞争和血红蛋白结合，使组织缺氧。氢氰酸可损伤气管黏膜上皮细胞。丙烯醛对气管黏膜有强的刺激性。NO可促发肺气肿及慢性阻塞性肺疾患。尼古丁虽有解除疲劳及提神作用，但其毒性较强。长期吸烟，尼古丁可使中枢神经系统抑制、记忆力减退、工作效率降低；且可使胃平滑肌收缩，导致胃痛及消化功能减退。长期吸烟可促发慢性支气管炎、心悸、心律不整、震颤、视觉障碍等。

吸烟是冠心病的重要危险因素之一。吸烟者冠心病的发病率为不吸烟者的3.5倍。吸烟者死于冠心病比不吸烟者高5~10倍。吸烟可促发心绞痛、急性心肌梗死、心律不整及血压上升。此外，吸烟可促发脑动脉硬化及脑血管意外；并可促发周围动脉阻塞，导致间歇性跛行症，此种疾病的发病率比不吸烟者高 3～7 倍。烟雾中的多环芳烃化合物，苯并芘及 ^{210}钋、镉、亚硝胺、乙醛胺等均有致癌作用。最常见的是促发肺癌，我国肺癌病人有吸烟史者男性为 94%，女性为 38%。吸烟者肺癌发病率比不吸烟者高 15～30 倍。此外，吸烟也可促发其他部位的癌，如喉、口腔、食管、膀胱、胰、胃、肾、宫颈癌等，尚可促发其他疾病，如慢性阻塞性肺疾患。吸烟者慢性阻塞性肺疾患的死亡率为非吸烟者的 30 倍以上，肺气肿发病率是非吸烟者的 6.8 倍，慢性支气管炎发病率比非吸烟者高 5 倍。

吸烟者的胃肠病，如食管炎、溃疡病、牙周病、味觉及嗅觉减低等，均较非吸烟者发病率高。郑集教授曾作比较，详情见表 10。

值得引起重视的是对被动吸烟者的危害。不吸烟的人长期暴露于室内烟雾中，造成被动吸烟。被动吸烟的烟雾中主要成分为 CO、尼古丁等，常见的表现为眼及鼻的刺激症状，如流泪、喷嚏、头痛、咳嗽、喘鸣、喉部痒感及烧灼感、音哑等。其肺癌的发病率比不吸烟者高，但比吸烟者低。

根据以上分析，结合老年人易患心、脑血管疾病、慢性呼吸道疾病、肿瘤等特点，为了保证老年人健康长寿，老年人应戒烟。

②少酒

酒的种类很多，其酒精浓度高低不一。白兰地、威士忌、白酒等酒精含量高；青梅酒、桔子酒、玫瑰酒含量中等；黄酒、啤酒、葡萄酒、果酒等含酒精量低。白酒中所含有害成分有甲醇、醛、杂醇油、铅、氰化物等，均对人体有毒性作用。饮白酒量要少，它有增加食欲及兴奋作用，还可消除疲劳。但一次饮 100～200g，已可出现毒性作用，饮 250～500g 甚至可中毒致死。致死原因为呼吸中枢麻痹。一次饮酒量过大，可发生急性胃肠炎、急性胰腺炎等。长期饮酒可引起慢性胃肠炎、高血脂、心肌炎、动脉粥样硬化；也可促发高血压、冠心病、脑血管意外等。老年人为了健康，还是不饮酒或少饮一些红葡萄酒为宜。

表 10　吸烟者与不吸烟者的发病、康复及死亡率对比

疾病	不吸烟人	吸烟人	备注
肺癌	发病率为 1	发病率为 15～30	发病率与每天吸烟支数成正比；80%的肺癌病人都吸烟。
支气管炎	发病率为 1	发病率为 4.6～5.3	每天吸 1～9 支烟，吸烟支数愈多者，发病率愈高。
肺气肿	发病率为 1	发病率为 2.0～6.8	发病率与吸烟量成正比
口腔癌、鼻咽癌、喉癌。45～64 岁	发病率为 1	发病率为 9.9	男性 55～84 岁吸烟斗和吸雪茄者比同年龄不吸烟者高 4.94 倍
早产	发病率为 1	发病率为 2～3	新生儿体重较轻
肺结核	康复期短	康复期长	治疗过程中，不吸烟者与吸烟者所用药物数量与恢复期之比为 1:4
冠心病 45～54 岁	死亡率为 1	死亡率为 2.4	死亡倍数随吸烟量增加而增加
脑血栓、脑溢血 45～74 岁	死亡率为 1	死亡率为 37～50	女性死亡率较高
胃、十二指肠溃疡 45～64 岁	死亡率为 1	死亡率为 3	病人年龄越高者，死亡率越大
膀胱癌	死亡率为 1	死亡率为 2～3	

注：假定不吸烟人的发病率、死亡率为 1。（引自郑集教授［衰老与抗衰老］，1985）

③充足睡眠

充足的睡眠对大脑的保护作用在老年人更为重要。睡眠的质比量重要。熟睡少梦的睡眠，虽然时间较短已能满足老年人需要。老年人睡眠时间一天仅需 7 小时左右。

改善睡眠的因素有生活规律、早睡早起，劳逸适宜，睡前情绪稳定。睡前应避免长时间阅读书报、避免服用浓茶或咖啡等具有兴奋性的饮料。晚餐宜少吃，卧室环境要安静、空气新鲜、温度适宜、光线暗淡（使肌肉松弛），使老年人获得充足睡眠。

失眠时，老年人应尽量不用镇静药。镇静药对肝、脑及造血系统有副作用，而且易产生药物依赖性。另外，老年人肝脏对药物代谢缓慢，易出现药物副作用。失眠时，可试用睡前一小时散步或轻度体力活动，或睡前用热水浸脚、按摩足心、手心，或四肢等促使睡眠。有的老年人多年已养成睡前饮茶或咖啡，看书报的习惯，且不影响睡眠，则不需强求改变其习惯。

总之，应灵活掌握，不要绝对化。睡眠姿势以右侧卧最好，有人认为左侧卧会压迫心脏，右侧卧有利心脏舒张和收缩以及血液循环，此时肝脏位处底下，有利对其血液供应。

7. 药物干预

老年人不要忽视小病，有病就应求医，也不要无病呻吟，乱吃药，该吃药时才吃药。老年人容易患病是不可避免的自然现象，许多老年病若能早期诊断与治疗，预后是好的。

老年人因生理功能随年龄增加而下降，如胃黏膜萎缩，胃酸分泌减少以及胃肠血流量减少，因此会影响药物的吸收。另一方面，老年人因患多种慢性病，服药多，有些药会影响食物中营养素的吸收、代谢和排泄。如巴比妥盐类和磺酸水杨酸类药影响叶酸的吸收，叶酸缺乏易贫血；又如抗痉挛药影响食物中钙的吸收，易诱发骨质疏松症。老年人不仅服药多，且对药物的副作用反应也大。有人报道，70 岁以上老年人药物副作用是 20 ~ 30 岁人的 7 倍。老年人肝、肾功能有不同程度的减退，又易发生药物不良反应及过敏反应，所以老年人用药要慎重，尤其是新药，可用可不用的药尽量不用。在服用保健品方面，应掌握药疗不如食疗的原则，如上面提到的清除氧自由基的维生素（维生素 A、E 及 C）也可从日常食物中获取。

从以上 4 个方面看，健康长寿是掌握在我们自己手中的。

人人均想健康长寿，均想健健康康活百岁。“21 世纪确是人活百岁不是梦的世纪”是有科学依据的。1997 年，美国人贝克统计了美国人平均寿命见表 11。

表 11　美国人平均寿命的变化

	平均寿命	原因
1800 年前	40 多岁	
1800 年后	50 多岁	公共卫生条件改善
20 世纪初	60 多岁	营养状况善，医药业发展
1940 年	70 多岁	抗生素应用
1950 年后	近 80 岁	疫苗及抢救技术提高
1960 年后	80 多岁	生活观念及生活方式转变
依据衰老机理研究结果预测美国人今后平均寿命		
	90 多岁	抑制非酶糖基化反应
	100 多岁	同时使用抗氧化剂
	110 多岁	再辅以激素和药物治疗
	可达 120 多岁	如再应用基因治疗

从表 11 看，20 世纪初美国人平均寿命提高到 60 多岁，这因营养状况的改善和医药业的发展，到了 1940 年由于抗生素的应用人均寿命增长到 70 多岁，50 ~ 60 年代由于疫苗的使用及抢救技术的提高以及生活观念和方式的转变，使人均寿命提高到 80 余岁。贝克又根据衰老机理研究的结果，对美国人今后的平均寿命进行了预测：若抑制非酶糖基化反应，美国人均寿命可达 90 多岁，若同时使用抗氧化剂则可提高到 100 多岁，如果辅以激素和药物治疗则可达 110 多岁，最后再加以基因治疗人均寿命可达 120 多岁。所以 21 世纪是健康老龄化的世纪，是人活百岁不是梦的世纪有它一定的科学依据。

（三）健康老年人的标准

怎样才算是健康老年人呢？1995 年中华医学会老年医学学会对健康老年人标准提出了建议，有以下 10 条。

①躯干无明显畸形，无明显驼背等不良体型，骨关节活动基本正常；

②神经系统无偏瘫、老年性痴呆及其他神经系统疾病、神经系统检查基本正常；

③心脏基本正常，无高血压、冠心病（心绞痛、冠状动脉供血不足、陈旧性心肌梗死等）；

④无慢性肺部疾病，无明显肺功能不全；

⑤无肝肾疾病，内分泌代谢疾病、恶性肿瘤及影响生活功能的严重器质性疾病；

⑥有一定的视听功能；

⑦无精神障碍，性格健全，情绪稳定；

⑧能恰当地对待家庭和社会人际关系；

⑨能适应环境，具有一定的社会交往能力；

⑩具有一定的学习、记忆能力。

此外，45 岁后由于代谢状况的变化，人体容易发胖。老年人应注意体重不要超标，保持自己的正常体型。体型由身高与体重按一定比例组成。体重指数等于体重（千克）/身高（米）^{2}。体重指数是 18.5～23.9 为正常型；小于 18.5 为消瘦型；等于 24～27.9 为超重型；大于 28 为肥胖型。肥胖是心脑血管病、糖尿病等多种老年病的危险因素。以腹部为中心的苹果形肥胖，比以臀部为中心的梨形肥胖更有害。适度限食与适度运动均有利于保持正常体型。

人类随着寿命的延长老年人口数不断增加，大多数老年人常常多种疾病共存，各种疾病的症状可能互相掩盖，故临床表现症状往往不典型，造成诊断困难，易误诊或漏诊。如有的老年患者收缩压已达到230毫米汞柱（mmHg），但无任何不适，仅在体检时才发现高血压。又如老年糖尿病患者很少出现典型的糖尿病症状：多吃、多喝、多尿与消瘦（即“三多一少”），仅表现血糖高，而尿糖往往呈阴性。有人统计60岁以上老年人基本健康者约占30%，为了提高老年人生活质量，健康长寿活百岁，除需了解本书上述四方面知识外，还应对老年常见、多发病的病因、临床症状，诊断和治疗以及如何去预防的一些基本知识也应有所了解，做到病前预防，病时及早就医治疗，病愈知道如何养生。这样才有可能少生病，不生病，健康长寿。因篇幅所限下面仅介绍七种老年常见多发病，相关资料大多来自医学老年学（童坦君、张宗玉编）一书。

五、老年常见病

（一）老年高血压病

我国65岁以上老年人高血压患病率为49%～57%，80岁以上老年人高血压患病率为65.6%。随年龄增加血压呈上升趋势。

血压升高到什么程度，可诊断为老年高血压病呢？现认为收缩压在140毫米汞柱，舒张压在90毫米汞柱（140/90 mmHg）即可诊断。一个人如年轻及中年时血压不高，60或65岁以上血压才升高，这种老年高血压病常常是收缩压升高，而舒张压在正常范围内。收缩压高这种高血压发生的原因可能与老年人血管弹性减弱，动脉硬化有关。2004年中国高血压防治指南建议：高血压病治疗应将血压降至140/90 mmHg以下，老年患者降至150/90 mmHg以下，有糖尿病或肾病的高血压患者降压目标为130/80 mmHg。此外，还应注意脉压差，即收缩压减去舒张压，脉压差过大或过小均易引发高血压。

据调查，高血压患者冠心病的发病率为正常血压者7倍，故冠心病常成为高血压病人的重要临床表现，可出现胸闷，心前区胸骨后疼痛并向左肩部放射，但疼痛持续时间较短一般1~5分钟；也可出现心慌，脉搏不整齐等症状。有的患者疼痛部位不在心前区而在上肢、颈部、肩胛骨等处，症状不典型易误诊。此外，高血压可引起脑动脉痉挛，出现头痛、眼花、眩晕及颈部强硬感。严重者可出现脑血栓，如不及时进行溶栓治疗则可引起半身不遂，偏瘫。

老年人应该注意的是，在其患高血压病初期，血压往往不稳定，波动较大。故应一日测数次血压，连续几日。切不可测一次不高，则认为自己血压不高而漏诊，错过及时治疗时机。老年人还应注意低盐饮食，限盐是预防和治疗高血压病的一项重要措施。每日摄入盐量以不超过5克为宜，熏鱼、咸肉、酱菜与腐乳还有方便面等含盐量高，高血压患者不宜食用。饭菜中盐含量无法精确判断，只能根据食物咸淡来猜测。但超市购物，食品包装上会标明盐或钠含量，食盐由钠和氯化合组成，只要将钠含量乘以2.5，就是盐的含量。动物性食物含钠高，一般谷物，瓜果类食物含钠少。

（二）老年心脑血管病

心、脑血管疾病是老年人致死，致残的主要疾病，应积极进行预防。

1. 心血管病

老年人患心血管病最常见是冠状动脉硬化性心脏病，高血压心脏病、肺源性心脏病及心瓣膜病等。其中冠状动脉硬化性心脏病，即冠心病是引起老年人死亡率最高的一种心脏病。组成心脏的肌肉靠冠状动脉供给携有氧气和营养物质的新鲜血液（见图10），心脏日夜不停的在跳动，心肌收缩将动脉血泵到全身各组织和器官，供给这些组织和器官的氧气和营养物质，进行新陈代谢，氧化产生能量（ATP），心肌也由此获能量。

正常人心脏冠状动脉内壁光滑。如果血脂浓度高，尤其胆固醇浓度高，胆固醇就可能在冠状动脉内壁沉着，形成灰黄色斑块，血管腔隙随之变小形成狭窄，血管弹性变差，血流不畅心肌供血不全，临床上可出现心绞痛症状，如果心肌失去血液供给，则可产生心肌梗死。

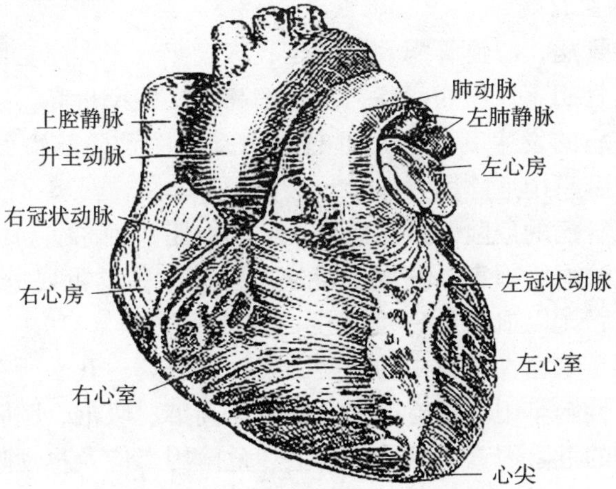

图 10　心脏冠状动脉图

老年人心脏病的主要症状：

①胸痛、气短

心绞痛多出现在胸前区胸骨后，但一般持续时间短，往往数分钟即消失。老年人胸疼程度较一般人轻，这因老年人对疼痛不够敏感，心脏缺血病变多位于冠状动脉小分支，涉及范围较小所致。如气短或呼吸困难在夜间阵发性发作，则提示可能有左心衰竭。

②心悸、无力及眩晕

心悸往往由于心跳太快或因动脉硬化引起。如果老年人一进行活动就出现明显地疲乏，无力甚至出现紫绀，应提高警惕，速去就医，排除心力衰竭。

以上所述只是典型的临床症状。实际上老年人往往多种疾病共存，互相影响，交织在一起，故老年人心脏病症状及体征往往不典型。所以一旦出现心绞痛症状，应立即将硝酸甘油含于舌下。硝酸甘油缓解心绞痛发作，起效迅速。然后立即就医，进行治疗。

2. 脑血管病

脑血管病，心血管病及肿瘤是我国老年人三大死亡原因。

脑血管病不仅发病率高，死亡率高，病残率也高。因此预防脑血管疾病的发生其意义远远超过治疗，而预防脑血管病的核心，是对脑卒中危险因素的干预。

脑血管病的危险因素是高血压、高血脂、糖尿病。糖尿病患者易发生脑血管损害，糖尿病是缺血性脑卒中的重要危险因素；高血脂症，尤以血中低密度脂蛋白含的胆固醇（LDL - C，坏胆固醇）高是缺血性脑卒中的危险因素；心脏病，几乎所有心脏病均是缺血性脑卒中的危险因素。此外，高龄、吸烟、肥胖可能也是脑卒中的危险因素。脑卒中的上述危险因素应及早预防。

预防脑动脉硬化，主要通过控制血压，低盐饮食，合理营养，平衡膳食，减少饮食中饱和脂肪酸的摄入，炒菜应以植物油为主。多吃鱼肉、鸡肉（白肉），少吃猪、牛、羊肉（红肉），控制高胆固醇血症。控制饮食无效时，应服降胆固醇药。此外，戒烟、适当运动也是非常重要的预防措施。

为预防脑梗塞，防止血栓形成，可服用阿司匹林。每天餐后服用 2 ~ 3 片（25 毫克/片），阿司匹林可扩张血管，抑制血小板聚集，具有抗凝血作用。但一旦服用，就应坚持持续服用，不可吃吃停停。

上面介绍的三种疾病具有共同致病危险因素，且这些因素互为因果。1992 年世界卫生组织指出影响人类健康的 4 种因素：其中生物遗传占 15%，环境占 17%，卫生服务占 8%，不良生活方式和行为占 60%，下面以图（图 11）示之。

由此可见，如果注意生活方式和行为，则一些老年常见病是可以预防的，其发病率是可以减少的。

3. 心脑血管病的预防

①长期坚持体育锻炼，发生心脑血管病可推迟 10~20 年。这是因为体育锻炼可使心跳减慢，正常人每分钟心跳 60~75 次，而坚持长期体育锻炼的人心跳减少为每分钟 50~60 次。心跳慢而有力表示心脏强壮，心跳慢则可使每次跳动之间的休息时间延长，避免心肌劳累，延缓心脏衰老。

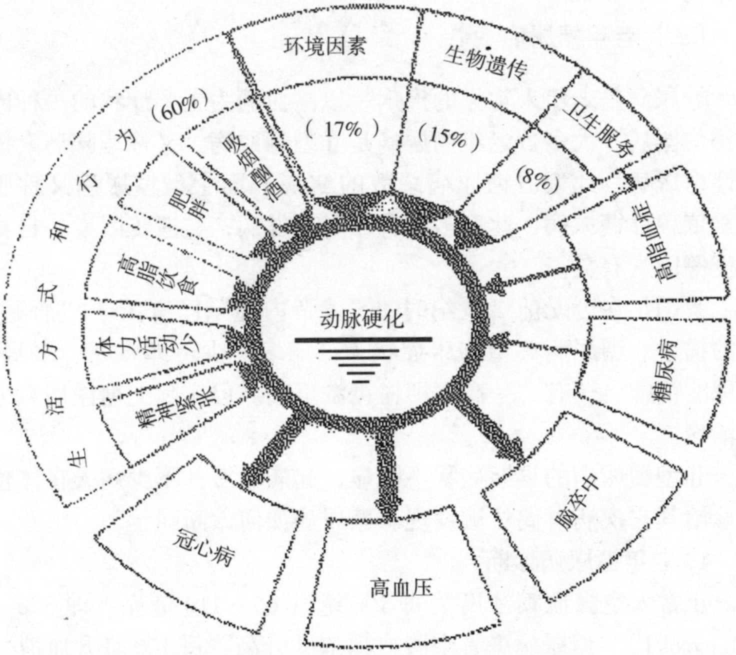

图 11　心脑血管疾病病因和致病危险因素

（引自朱自明教授编“长寿与保健”，1999 年）

长期坚持体育锻炼可提高“好胆固醇”（即高密度脂蛋白含的胆固醇，HDL－C）达 20%~25%，将动脉壁沉着的胆固醇运走，降低“坏胆固醇”（即低密度脂蛋白含的胆固醇，LDL－C）8%～12%。低密度脂蛋白是动脉粥样硬化重要致病因子，它可将各器官组织的胆固醇运往动脉壁沉着，形成粥样斑块。所以中、老年人要长期坚持有氧运动如步行、慢走或快走，慢跑、打太极拳等。

②要膳食平衡，合理营养，饮食应低盐、低脂肪，戒烟、少酒，生活规律。

③保持乐观情绪，避免精神紧张和情绪激动。

（三）老年糖尿病

糖尿病是老年人常见的疾病，以高血糖为主要症状的一种内分泌代谢病。大多数老年糖尿病是Ⅱ型糖尿病，又称非胰岛素依赖性糖尿病，此型占糖尿病总数的90%。而Ⅰ型糖尿病又称胰岛素依赖性糖尿病，此型多在青年时期发病，与遗传因素，自身免疫等因素有关。

我国早在公元前二世纪时，“黄帝内经”已有关于“消渴”症的描述。糖尿病典型临床症状为“三多一少”即多吃、多喝、多尿、消瘦，还有“一高”即血糖浓度高。但实际上糖尿病人未必消瘦。

Ⅱ型糖尿病的早期症状不明显，起病缓慢，不少病人在体检或诊治其它疾病时偶然被发现。糖尿病如何诊断呢？

1. 老年糖尿病诊断

正常人空腹血糖浓度为每100毫升65～110毫克（即3.6～6.1 mmol/L）。糖尿病患者空腹血糖浓度升高，每100毫升血液可高达140毫克或以上（≥7.8 mmol/L），尿糖阳性即可诊断糖尿病。应注意的是，不少老年人没有糖尿病临床症状，其空腹血糖浓度亦不高，但餐后2小时血糖浓度升高，达7.8 mmol/L～11.1 mmol/L，表示该老年人对糖耐受能力差，即糖耐量异常。此时应提高警惕，及早预防，因为发展下去患糖尿病可能性很大。所以老年人不仅要定期测空腹血糖，还要测餐后2小时血糖，这样才可及早预防与诊断治疗。

2. 老年糖尿病危险因素

老年Ⅱ型糖尿病的独立危险因素有：增龄、超重和肥胖。

老年Ⅱ型糖尿病患病率随年龄增加而增加，这是无法更改的自然规律，是自身不可控制的。Ⅱ型糖尿病患病率为什么会随增龄而增加呢？原因至今未明。胰岛素是降低血糖浓度的激素，老年人可能因各组织，器官功能随增龄下降，胰岛β细胞分泌胰岛素的功能有所降低，也可能是胰岛β细胞分泌的胰岛素量未减少，因其他原因使人体对胰岛素敏感性下降，发生胰岛素抵抗，致使胰岛素不能充分发挥其降低血糖的作用。

超重和肥胖也是Ⅱ型糖尿病的独立危险因素，这是可以自我调控的。有人统计，中度肥胖者其糖尿病患病率是正常体型者的4倍，而重度肥胖者其糖尿病患病率是正常体型者30倍。临床所见80%的Ⅱ型糖尿病患者超重或肥胖。这就需要自我控制饮食，坚持体育锻炼，减少体重和肥胖是预防和治疗Ⅱ型糖尿病的有力措施。此外，还应遵医嘱，口服降糖药治疗。

糖尿病的危害还会引起患者全身血管病变，如眼部血管病变则易患白内障；心脑血管病变则易患高血压、冠心病、脑卒中等。70%以上老年糖尿病患者因心脑血管病而去世。我国老年人口增加迅猛，生活方式又趋西化，老年糖尿病患病率有迅猛增加趋势，值得我们关注。

（四）骨质疏松症

骨质疏松症也是一种老年人常见病。通俗地说，原本坚固的骨头由于钙丢失，出现孔隙，骨质变稀，骨头脆性增加，易发生骨折的一种全身性骨病。此病在绝经后妇女尤为常见，老年男性也可患此病。

1. 骨质疏松症的临床表现

骨质疏松症的早期症状可出现腿肚子抽筋，骨头痛，指甲脆等症状。这提示：你要补充钙制剂了。有的老年人随着年龄增加，变矮了，背驼了，这是因骨质疏松所致。患骨质疏松症的老年人往往因失足，平地跌跤后用双手撑地进行自我保护引起腕骨骨折，或因臀部蹲地引起髋骨或股骨颈（大腿骨）骨折，或因弯腰提重物，用力太猛引起腰部脊椎骨骨折等等。其中以髋骨骨折后果最严重，因为这类病人要强制卧床静养，易发生肺炎，形成血栓与褥疮等合并症，死亡率可高达20%。

2. 骨质疏松症的预防和治疗

一般说，男性50岁以后，女性绝经后就需采取措施，减少或阻止因年龄增加而发生骨丢失引起的骨质疏松症。也有人认为，女性补钙时间应提前，女性40岁以后应注意补钙。治疗骨质疏松症首先要补钙，在服钙剂时必须同时服用活性维生素D_3即1，25二羟维生素D_3，每日服0.25～0.5微克，可帮助老年人对钙的吸收。如老年人单纯补钙或加服维生素D，钙还是不易被吸收，疗效不好。为什么？这因维生素D在体内转变为活性维生素D_3，必须在肝、肾进行羟基化，但老年人肾脏催化羟基化的酶活性低，维生素D不能转变为活性维生素D_3，故不能帮助钙吸收。反之，儿童或年轻人羟基化酶活性高，维生素D在体内羟化自动转化为活性维生素D_3，可帮助钙吸收。此外，也有人主张雌激素疗法，每日口服雌激素0.625毫克或17β雌二醇1～2毫克。预防绝经后女性骨质疏松症，骨丢失效疗颇佳，但长期服用雌激素有引发乳腺癌及帕金森病的可能性，值得关注。也有人推荐服用二磷酸盐类（固邦）可有效缓解骨头疼痛，增加骨密度，减少骨折发生。此外，还应注意日常生活中多食入含钙量高的食品如牛奶，奶制品、鱼类、虾皮，骨头汤等，以及多食醋。长期坚持体育锻炼，如老年人可耐受的步行，慢跑等均有利于预防骨质疏松症的发生及骨质疏松症症状的缓解。

（五）老年白内障

民间俗语“老眼昏花”，说明老之已至。老眼昏花是衰老的一个信号，有人年过40岁或50岁出现视近物模糊，这因调节视力的眼晶状体弹性减低，衰退硬化，调节眼焦距的功能紊乱所致，它与白内障不同。有些老年人因眼小动脉硬化，黑眼珠四周出现灰色的老年环，还有部分50岁以上老年人眼压调节功能障碍，眼内压升高引发青光眼。青光眼轻者经常有轻度眼疼，视力模糊，如急性发作则患者眼红、眼疼、偏头痛甚至出现恶心呕吐等症状，此时应及时就医进行治疗。

老年白内障是指50岁以上患者双眼同时或先后发生眼晶状体混浊又无明确病因。据统计50~60岁白内障发病率为60%~70%；70岁以上老年人可达80%以上，是老年人的一种常见多发病。

正常眼晶状体是完全透明的，屈光能力很强，视物清晰。随年龄增加，晶状体老化，脱水，逐渐变混浊形成白内障。早期白内障患者可无任何症状，无任何不适感，有时会出现固定不动的小黑点，且随眼球运动。随着眼晶状体混浊逐渐加重，视力逐渐减退，待成熟期时视力下降至仅可见手指或手动时，可进行手术治疗。白内障摘除手术效果好，术后视力可以复明，手术并发症少。早期白内障尚无特效药物治疗。目前临床使用白内停眼药水，其疗效尚不肯定。老年白内障进展缓慢，从初发期（早期）到成熟期可长达数年或更久。

（六）前列腺肥大与前列腺癌

前列腺肥大是男性老年人的一种常见病，有人从7000例患者中检查发现，前列腺肥大发生率与增龄有关，见表12。

也有人报道，男性活到80岁或以上时，80%患前列腺肥大。

1. 前列腺肥大的病因及临床症状

表 12　前列腺肥大发生率与增龄的关系

年龄	发生率	年龄	发生率
20～29 岁	2%	50～59 岁	20%
30～39 岁	6%	60～69 岁	35%
40～49 岁	8%	70～79 岁	43%

前列腺是男性泌尿道周围及精睾附近的腺体，60 岁以上男性因雄性激素分泌增加，或因不正常刺激（如手淫及过度性行为）都可能引起前列腺炎及前列腺肥大，其主要临床症状是排尿困难。尿道因受肥大的前列腺压迫往往出现排尿踌躇，不是想尿就能马上尿出来，即排尿不畅，排尿时尿线中断，不连贯，排尿不完全；有的患者可出现夜尿增多，白天尿频，尿浑浊，甚至尿急、尿痛、排尿时小腹部有不适感，严重时可引起膀胱炎及肾脏感染。

2. 前列腺肥大的诊断和治疗

前列腺肥大的老年患者是极其痛苦的。如出现上述症状，应及早求医。50 岁以上的男性即使没有任何上述症状，也应定期检查。除泌尿科医生进行物诊触摸外，尚需化验检查，看看前列腺特异抗原（PSA）有无增高，其总的 PSA 浓度（t PSA）与游离的 PSA 浓度（f PSA）比例是否正常。正常情况下，每毫升血清 t PSA 应小于 4 微微克（ng）/ml，f PSA 应小于 1 微微克/ml。如有异常则应及早就医，警惕前列腺癌的危险。

前列腺肥大确诊后，应及时进行治疗。治疗方法有保守疗法和手术治疗。如早期前列腺肥大，仅出现尿频、尿急、夜尿或尿线变细症状可进行药物治疗或高热疗法，但温度不应超过 41～45℃。如出现尿极频、尿失禁、滴沥等症状则应手术治疗。

3. 前列腺肥大的预防

上述前列腺肥大的病因是雄性激素分泌亢进，分泌功能紊乱引起，预防较困难。但如减少性冲动，节制性生活，减少对前列腺的刺激，可能会减少其发病率。此外，在日常生活中如常食南瓜子，花粉制剂，裸麦（secale wheat，亦称黑麦）等，可能有预防，甚至治疗作用。

4．前列腺癌

前列腺肥大与前列腺癌是老年男性专有的疾病。两种病可以同时存在，亦可单独发病，据统计80%以上前列腺癌合并前列腺肥大。

前列腺癌早期症状与前列腺肥大相同，也出现尿频、排尿不畅、尿线变细、尿浑浊及小腹不适；还可出现淋巴结肿胀，血尿等。其病因与前列腺肥大相同，也主要是因雄性激素内分泌紊乱引起，与性行为，高脂膳食以及遗传和环境因素等有关。如确诊为前列腺癌，应尽早手术。

（七）老年性痴呆症

老年性痴呆症一般是指65岁以后，记忆力、理解力、定向力与判断力进行性下降，最终导致痴呆，此病患病率随增龄而增加。老年性痴呆有两种，一种因脑动脉硬化病变引起称脑血管性痴呆，病因清楚。另一种称阿尔茨海默病，是至今病因尚不清楚的中枢神经系统原发性退行性病变，此病随年龄增加，患病率增高，发病多在65岁以后，无明显的起病期，病情发展缓慢。此病早期仅出现记忆障碍、健忘。先是遗忘近事，记不住新近发生的事，此时往往误认为是老年人记忆力正常衰退，不去求医；记忆障碍进一步发展会出现诸如远记忆障碍，记不住自己的经历，不认识人，出门找不到回家路程而迷失。判断力也越来越差，如原来是家庭主妇，此时则会出现诸如将摘菜的垃圾倒在锅里，到痰盂里去洗手等症状。最终发展到生活不能自理，不会穿衣、吃饭，与此同时人格也发生改变，如孤僻、自私、偷食、严重时当众大小便，不知羞耻。晚期常合并躯体疾病，出现神智模糊，意识障碍等。老年痴呆症患者不仅给社会，还给家庭带来沉重负担。老年性痴呆症是否可以预防？如老年性痴呆症是因脑血管病变引起，则应及早预防脑动脉硬化，防止脑梗塞发生，防止原发性高血压。如果是阿尔茨海默病引起，则难以预防，只有早期发现，早期治疗。2005 年美国加州大学科学家从阿尔茨海默病转基因小鼠进行迷宫试验研究发现，如使小鼠坚持体育锻炼，则可提高小鼠识别能力，减少 β－淀粉样蛋白在脑内沉积。β－淀粉样蛋白是引起阿尔茨海默病病因之一。小鼠试验结果可否在人类重现，尚待研究，但似给我们人类带来了一丝曙光。

附录一　我国知识界精英九例高龄老人的养生长寿之道

健康长寿是我们人类的共同愿望，下面介绍 9 位高龄老年人养生之道。他们是知识分子中的精英，现今仍在战斗、奉献。

1. 郑集教授（男，106 岁）

1900 年 5 月 6 日生，四川省南溪县人。先后担任南京大学生物系主任，生物化学教研室主任。郑集教授是我国德高望重的，著名的老一辈生物化学家，营养学家。他还是衰老生物化学的奠基人。20 世纪 80 年代，中国生物化学学会经济相当拮据，学会主办的［生物化学杂志］创刊不久，经费不足，郑老将个人卖房所得仅有的 2 万美元，全部捐献，支持学会和杂志，为发展我国生物化学事业作贡献。郑老的高尚情操一时传为美谈。郑老发表各种专著教材、科研论文及科普作品等达 300 种。74 岁他开始学习日文，84 岁编写出版“衰老与抗衰老”一书，92 岁写“保健歌”一曲。他写道：“粗茶淡饭是基本，寡欲清心是妙方。心气和平精神爽，四体勤劳少病殃。慎避贼风与虚邪，精神内守保健康。”97 岁时再版了“衰老与抗衰老”一书。

2005 年 6 月，郑老已 105 岁，为表示对本书和本书作者的支持和鼓励，惠赐近照两张（图 12，图 13），亲笔签名信一封。

郑老的养生原则是“宁静淡泊，寡欲清心。饮食有节，起居有常。动静适度，不妄作为。”24 个字。1981 年郑老提出“健康长寿十诀”，后归纳为五个方面，并身体力行，现摘抄如下，供老年朋友及青壮年朋友们养生参考。

健康长寿十诀：

①思想开朗，乐观积极，情绪稳定。

②生活有规律。

③坚持体力劳动和体育锻炼。

④注意休息与睡眠。

⑤注意饮食卫生，切戒暴饮暴食。

⑥严戒烟、少喝酒。

⑦节制性欲和不良嗜好。

⑧不忽视小病。

⑨注意环境卫生，多同阳光和新鲜空气接触。

⑩注意劳动保护，防止意外伤害。

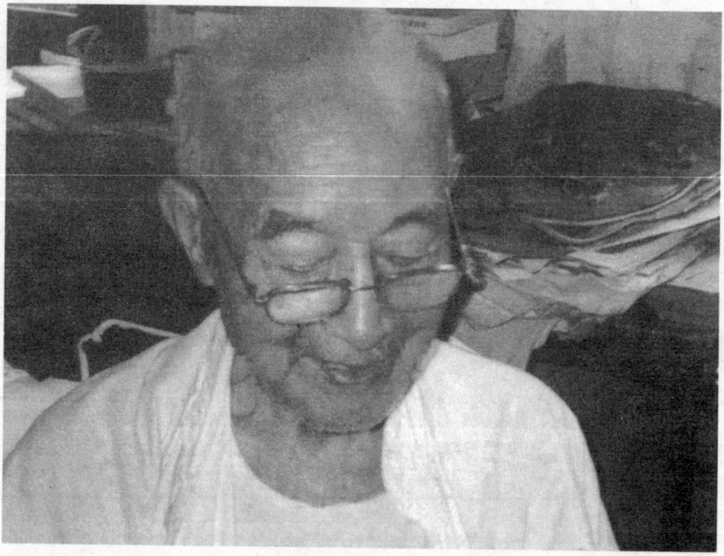

图 12　寿星——郑集教授（103 岁时北京大学人口所蔡文眉摄）

郑老现身说法：

①思想方面　我尽力保持乐观、开朗、情绪稳定，尽可能不为不称心的遭遇焦心发愁。遇着任何困难，我都设法正面克服或迂回绕过，从不向困难低头。

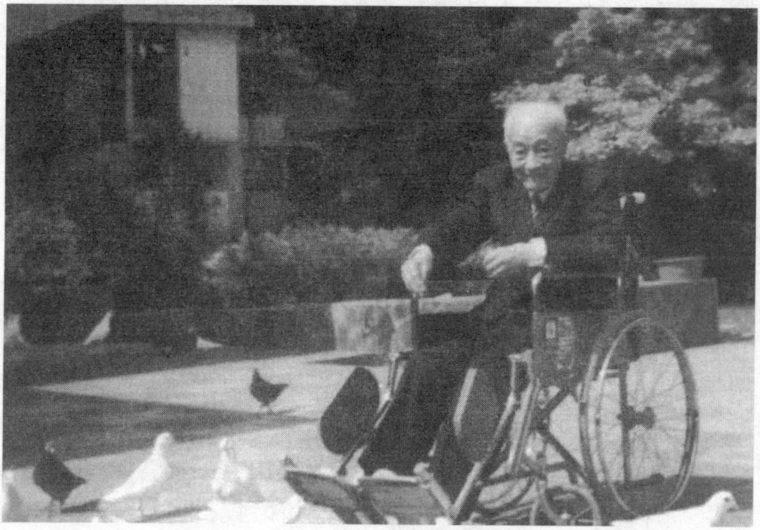

图 13　104 周岁的郑集教授与和平鸽

②行动方面　我每天起居有常，工作、运动、休息和睡眠都尽可能按规定进行。每天工作 11 个小时左右。近年来（85 岁起），我每天工作减为 7 小时，早晨 6 点半起床。起床前做我自己设计的“床上操”约 15 ~ 20 分钟。起床后即大便、梳洗、喝开水，安排当天工作。随即做体育锻炼（也是我自编的）15 ~ 20 分钟。早餐后即上班工作。上午工作 4 小时，午餐后睡眠 1 ~ 2 小时，下午在家工作，包括读报 2 ~ 3 小时。晚餐后静坐或散步约半小时，洗足，8 点最迟 9 点钟就寝。

③饮食营养方面　我重视合理营养，每天早餐吃 1 个鸡蛋、半斤牛奶加麦片和两片面包。午餐两素一荤一汤，荤素杂食，素食为主。主食品为米、面，副食品为肉、鱼、蔬菜、豆腐、豆类（包括黄豆、绿豆、红豆）、杂粮及豆制品。多吃蔬菜，不吃动物油脂和肥肉，只吃植物油，少吃油炸（包括油条）、腌制食物和

过辣、过咸和过甜食物。进餐定时，每餐只吃八九分饱，细嚼慢咽，每天吃 1 ~ 2 个水果，上、下午各饮淡茶或开水两杯，偶尔在下午也喝一杯咖啡。

除正常饮食外，每天加服维生素 A 丸（25 000 国际单位）一粒，维生素 B_1（10 毫克/片）1 ~ 2 粒，B_2（5 毫克/片）1 ~ 2 粒，B_6（10 毫克/片）1 ~ 2 粒，维生素 C（100 毫克/片）3 ~ 6 粒，维生素 E（100 毫克/片）1 ~ 2 片，冬天加服扶正固本的人参、黄芪、白术、大枣等，从不服用一般市场上推销的保健食品或口服液。

④嗜好和爱好方面　我在 50 岁以后即戒绝烟酒，一切对身心有害的吃喝玩乐，我坚决不沾染。我从小爱劳动至老不变，一切生活自理，经常管理家务事，做室内外卫生清洁工作、家具、房舍小的维修和庭院花木管理等。过去也间或去影院、剧院看戏，去餐馆吃饭，寒暑假外出旅游、爬山、参加各种学术活动。79 岁时曾去西南几省旅游讲学，80 岁时到东北讲学，90 岁出国去朝鲜参加国际学术会议。现在对这些活动因为年老都不多参加了。目前所要的只是宁静淡泊，生活平安，身体健康。在力所能及的条件下，尽可能完成自己的工作计划，多为人类做些有益的工作。

⑤关于防病方面　多年来我都十分重视防病、治病，特别警惕伤风感冒，预防肺炎，除日常饮食起居注意保健外，平时每有不适或疲倦，即卧床休息，多饮开水并及时服药。在气节更替，气温变化较大时，注意加减衣服，时疫流行及严寒酷暑时，出门必带口罩及手套，不去公共场所，防止虚邪贼风。小病早求医，大病少焦急。

2000 年郑老亲赋“百岁述怀”一首。他写道：“生不做学霸逞强，死不去西方极乐世界，也不入虚无的天堂，更不信轮回转世。为发展中国的生化科学事业，增强全国人民的健康，延长全人类的寿命，做一个好教师、好科学家、好公民和祖国的好儿子，鞠躬尽瘁，是我的理想。”

2. 张昌颖教授（男，100岁）

四川省富顺县人，1906年2月14日生。张昌颖教授（图14，15）1933年获美国威斯康辛大学哲学博士学位，1934年应吴宪教授邀请在北京协和医学院生化系工作。抗战期间转入大后方贵阳医学院等工作，1946年回北平，在北京大学医学院任教授，1958年后继刘思职院士担任北京医学院，北京医科大学生物化学教研室主任，是我国著名的老一辈生物化学家，营养学家。他编著全国医药院校统编［生物化学］教材（发行量超过50万册）及生物化学研究生教材多种，1984年创办了［生物化学杂志］（现名：中国生物化学与分子生物学学报），研究工作多次获奖。

2005年5月初作者采访时，张老头脑清晰，往事、近事均记忆犹新，行动自如，生活自理，自述长寿之道如下：

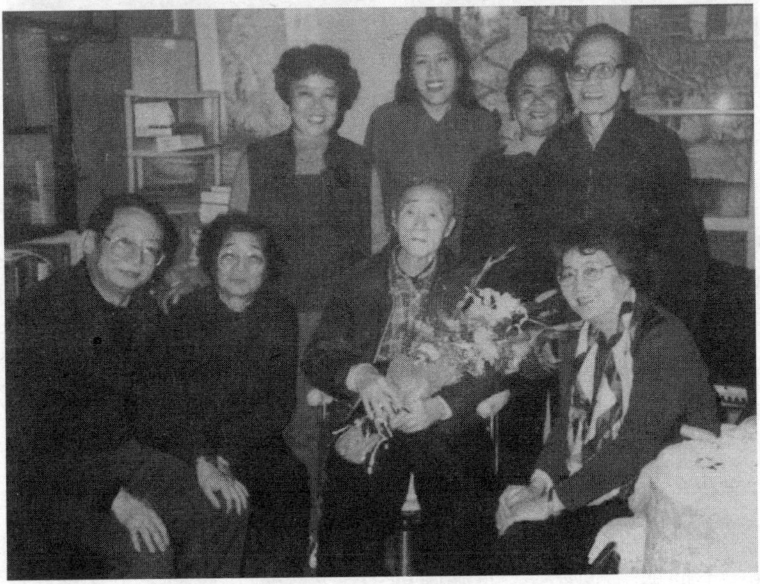

图14　百岁老人张昌颖教授的98岁寿辰

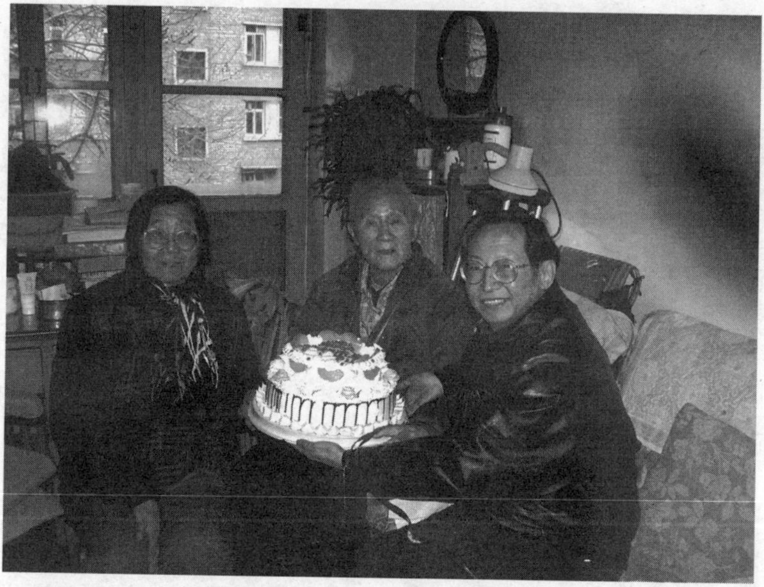

图 15　百岁老人张昌颖教授 99 岁华诞

①淡泊名利　遇名利不争，清心寡欲。无论别人说什么不好听的话，不计较，不在乎。张老认为嘴长在他人身上，你无权封人家嘴，如计较则吃不好，睡不稳，与自己过不去。处事原则是：坚持正义。公家的事，公正的事一定要坚持，亮明观点，个人或家庭事从不放心上；遇事要冷静，保持乐观开朗情绪，不大喜大悲。

②生活习惯　每天午餐、晚餐以素菜为主，4～5 种菜中有一荤菜。喜欢吃活鱼活鸡，还喜欢吃肥肉。每餐不吃太饱。冬季与春季喜欢吃生核桃仁，每天服多种维生素。生活规律，不熬夜、不抽烟、不喝酒，每晚睡前用热水洗脚、泡脚，尤其是在冬天。喜爱运动，坚持体育锻炼。张老喜爱足球，年轻时是清华大学校足球队员，喜爱游泳，60 多岁还在北医游泳池游泳；年纪

老了，不宜外出，每天仍坚持在居室内慢跑，直到95~96岁。97岁时尚能独自外出到离家近的商店购物，近2~3年因大腿关节疼痛，活动有所减少，不再外出。

3. 李肇特教授（男，93岁）

四川省巴县人。1913年2月5日生。早年在协和医学院组织胚胎教研室工作，从事组织胚胎教学。1949年获美国圣路易华盛顿大学哲学博士学位，解放后历任北京医学院，北京医科大学组织胚胎教研室教授、副主任、主任，兼任中国解剖学会副理事长。李肇特教授（图16）是我国著名的老一辈组织胚胎学家，曾获全国第一届科技大会一等奖，是国务院批准的第一批博士研究生导师。李老工作至1995年，送出最后一位博士生，为国家培养了大批组织胚胎教学研究人才，输往全国各地。

2005年6月作者采访时，李老思维敏捷，行动自如，不但生活自理，每天上午还能帮助子女，拖地（130平方米大小房子），打扫卫生，自己做早餐。

其养生之道是：

①生活非常规律　早6点起床，7点半吃早饭，午休20至30分钟。每晚看电视不超过10点，入睡。每天练毛笔字（大字及小字）。上午做上肢运动（拖地），下午做下肢运动，在校园内散步约45分钟。

②饮食有节　早餐：两个鸡蛋，一袋牛奶，一小袋麦片粥。午餐：鸡腿，炒饭，菠菜汤，红烧肉。晚餐：一个小窝窝头，一碗小米粥（不足1两）。多吃蔬菜，但什么都吃，如酱牛肉，四喜丸子，松花蛋等，不忌嘴。每日服复合维生素。

③烟酒有节　年轻时抽烟直到92岁，每天不超过一支；每晚喝二锅头不超过40毫升。

④心气平和，乐观自信。

李老的父亲在日本占领时，79岁去世，母亲103岁去世。故自认健康长寿与遗传有关。

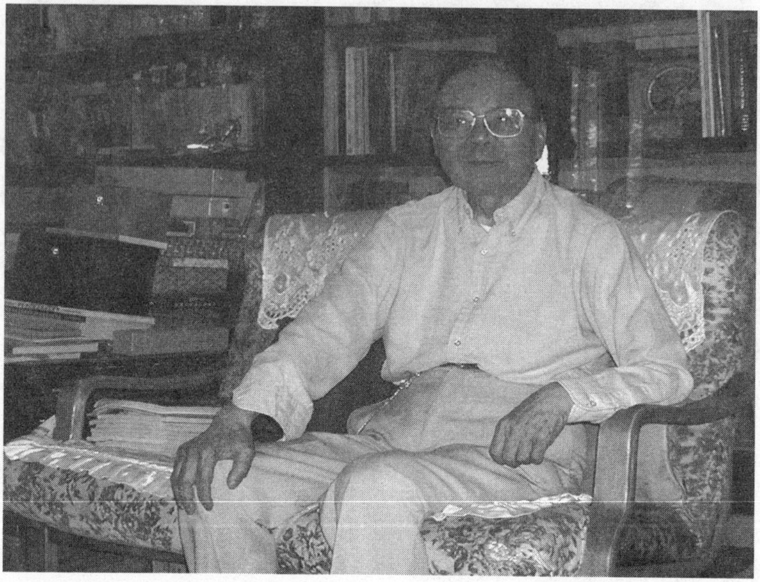

图 16　李肇特教授在书斋中

4. 严仁英教授（女 92 岁）

天津人，1913 年 11 月 26 日生。祖父严修为天津南开大学创始人，70 多岁去世。严仁英教授是妇幼保健专家、教育家，人们都称她是“中国围产保健之母”。主编和编写的著作有《妇女保健学》、《实用优生学》、《优生优育优教百科全书》等。严仁英教授（图 17）毕业于南开女中，1940 年毕业于北平协和医学院获博士学位，1946 年到北京大学医学院工作，1948 年 ~ 1949 年赴美国哥伦比亚大学医学院深造。历任北京医学院医学系主任、妇产科主任、北大医院院长等职，现任北大医院名誉院长、北京医科大学妇儿保健中心主任。80 年代从妇产科转而从事妇儿保健工作至今。2006 年 3 月中旬作者采访时，见严老头发虽已花白，但满面红光，腰板挺直，精神矍铄，头脑反应极其敏捷。谈到其养生之道，何以长寿。严老娓娓道来，严老说自己是乐天派，“能吃能睡，没心没肺”接着解释说“心胸要宽广，与人为善；淡泊名利，遇事不急，不计得失”。

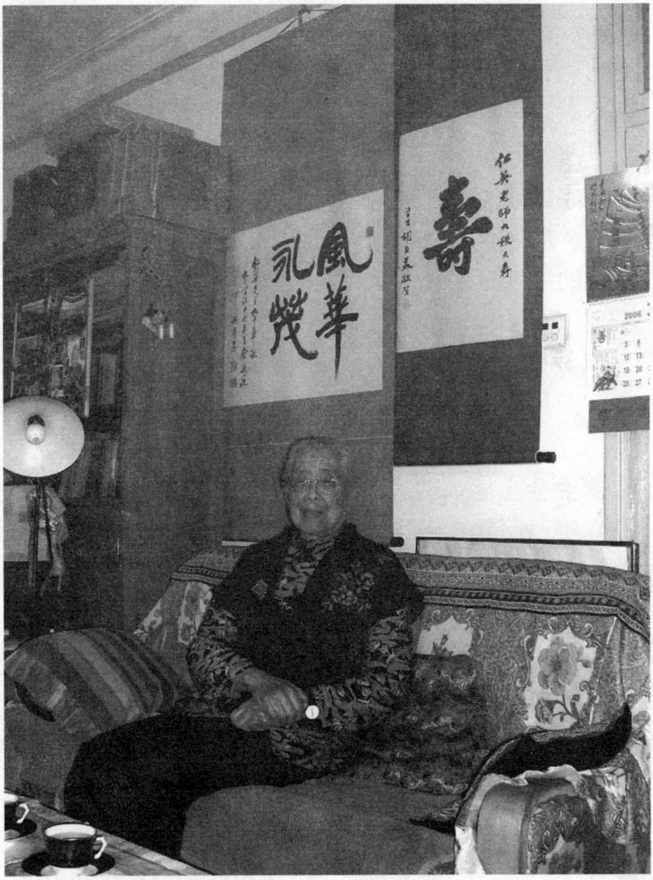

图 17　严仁英教授 92 岁照

生活规律：每天7时半起床，在阳台上赏花晒太阳，午休1~2时，晚10时半就寝。

饮食方面：从不挑食，能果腹就可以。一日三餐，定时定量，早晨一碗粥，一个鸡蛋，一片面包。中午饭一两多，以素菜为主，荤菜以鱼肉、牛肉为主，猪肉只吃瘦肉但量不多。晚餐也是一两饭或粥，临睡前吃一杯酸奶。每天服一片多种复合维生素及钙片不吃其他保健品。严老现在除有轻度糖尿病外，血压正常，血脂不高，心脏功能既往有些异常，但经长期按压合谷、内关、足三里三个穴位，早晚各一次，每个穴位按压50次，已明显改善，功能已趋正常。此外严老每天还坚持进行腹式呼吸及双腿下蹲锻炼。严老至今还坚持每周二、五上午去北大医院妇幼中心上班，帮助年轻医生修改文章，召开会议、商讨临床诊治与学术问题等。

5. 马旭教授（男，92岁）

北京密云县人，1914年5月1日生，医学教育家，从事医学教育50余年。一·二九运动期间为北平大学医学院（现北京大学医学部）学生会主席。1937年参加革命，参加抗战。1938年赴延安，1950年调回北京医学院（现北京大学医学部）。历任教务长、院长、国家医学教育发展中心主任。他在1981年创建医学教育研究所，创建医学教育管理专业，培养研究生50余人。马老结合我国实际，研究国外医学教学经验，为我国医学教育改革，赶上世界水平做出了重要贡献。

2005年6月初访问马老（图18）时，马老头脑清楚，思维敏捷，满脸红光，体型保持良好，步履轻快，说话依旧幽默、风趣。自述养生之道是：

①清心寡欲，与人无争，心气平和不与人攀比。

②生活规律：早晨按时起床（8：30~9：00），中午午休1~2小时，晚上10时左右就寝。

③饮食方面：每餐5~6分饱。一天主食为4两，荤素搭配，

不挑食，注意吃五谷杂粮。较喜面食及吃鱼。

④喜爱运动。年轻时以踢足球、打网球、打篮球为主。年老后每天上、下午在校园内散步，散步时注意自己姿态。马老走路至今腰背挺直，毫无驼背现象。查体：除血脂稍高外，其他一切均正常。

马老的父亲享年96岁，母亲去世时亦已高年。

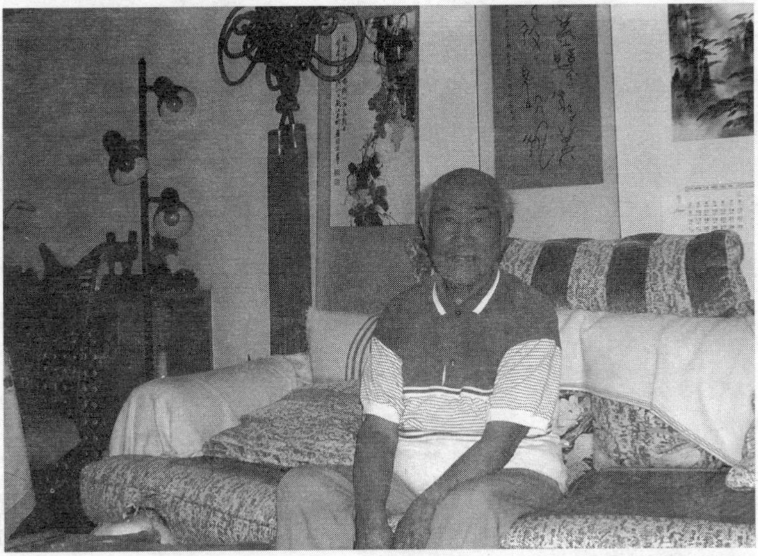

图18　91岁的医学教育家马旭教授

6. 龚人放教授（男，91岁）

1915年6月5日生，吉林省双阳县人。

龚教授是满族人，北京大学外国语学院俄罗斯语言文学专业教授，我国著名的俄罗斯语言文学翻译家。29岁离家参加革命，参加抗日，70岁离休，但依旧工作至85岁，花了15年时间完成主编［俄罗斯文学翻译辞典］，荣获北京大学一等奖。

2005年5月中旬作者采访时，龚老（图19）身体硬朗，思维敏捷，头脑清晰，正忙于出版20万～30万字的自传“梦回九十年”。

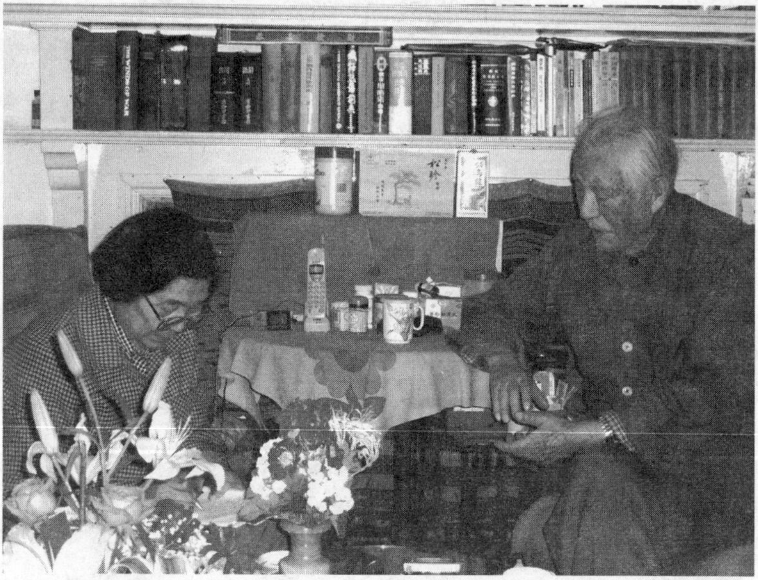

图19　作者采访时的俄罗斯文学翻译家龚人放教授

龚老长寿之道是：

①性格温和，什么烦心的事均不放在心上：认为大千世界什么样的人均存在，遇事冷静，不急不怒。龚老说，自己是“谐音耳朵灵，噪音耳朵聋；要管住自己舌头，不该说的不说，不多说”，才躲过文化大革命一劫。他认为人是要有点精神的，现喜欢到北京大学幼儿园门口坐观孩子们玩耍，感到精神愉快。

②生活规律：自中年开始，一直坚持早晨7～8点起床，中午休息1小时，晚11～12时就寝。

③饮食习惯：饮食随意，荤素搭配，荤少菜多；睡前喝杯牛奶，年轻时爱喝白酒，年老时改喝红葡萄酒。抽烟不多。

④喜爱运动，坚持锻炼。年轻时喜欢各种球类，如篮球、垒

球、乒乓球及排球。年老时坚持慢走、打太极拳。

7. 李凤鸣教授（女，90岁）

1915年8月15日生人，四川成都人，是我国著名的眼科学家、眼科病理学家及医学教育家。1941年毕业于华西协和大学医学院，获医学博士学位。毕业后留校任眼科住院医师、总住院医师、主治医师、讲师。1947年赴英国伦敦大学皇家眼科研究所留学，并获伦敦眼内、外科专科学位。1950年回国，历任北京医学院第一附属医院眼科副教授、北京医学院第三医院眼科教授、科主任，著有《眼的胚胎学》、《眼的先天畸形》，编纂了我国第一部《眼科全书》。在她86岁高龄时主持《眼科全书》修订，更名为《中华眼科学》。李教授（图20）还曾兼任《中华眼科杂志》副主编，中华眼科学会副主席、主席。

养生之道是：

①心平气和没有奢望，情绪乐观，对于生活现状很满足。爱帮助人，处事讲原则，不怕得罪人，她说因为我没有私心，所以该说的就要说。

②生活规律，饮食有节制，每天按时起床，天气好时同家人一起去公园散步、赏花、晒太阳。中午休息半小时左右，每晚必看新闻联播，关心国家大事，不熬夜。饮食比较简单，每餐不吃太饱。

早餐：一袋牛奶加少许咖啡、蜂蜜，半个鸡蛋，一小块红薯或者一片面包加少许黄油、果酱，再吃一点生核桃仁。

午餐：多以面食为主，1～2两，如面条、饺子等。面条中有时加入青菜和少许肉类，喜欢吃四川哨子面。

晚餐：以米饭为主（1两左右），有时加点红薯或玉米，喝一小碗粥或汤。2～3种蔬菜，以素菜为主，不爱吃肉。但鱼、虾，红烧猪蹄、肘子等有时也吃一些。每天服用多种维生素，吃水果。

其母活了100岁，因此，李教授认为自己长寿可能与遗传有关。

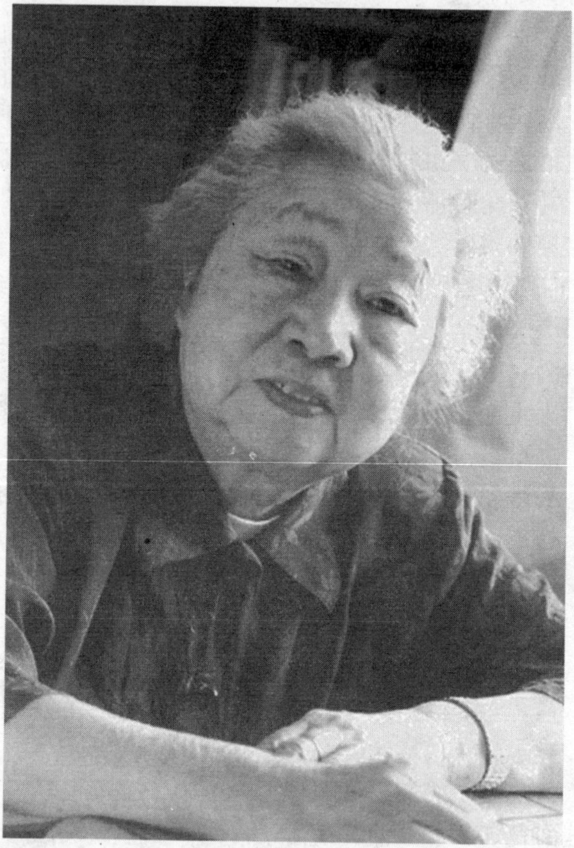

图 20 眼科医生李凤鸣教授近照

8. 牟善初教授（男，88 岁）

1917 年 11 月 11 日生人，山东省日照市人，是我国知名心、肺内科专家。他 1935 年考上南京中央大学（解放后改名南京大学），因七七事变到济南又到武汉后流落四川，公费念医学。毕业后在中央大学医学院（现四军医大）任教，直到解放。1950

年参加革命，58年因中央保健工作需要，调至北京解放军总医院，从此开始专攻循环系统内科疾病，尤以老年心血管疾病为主。曾参加同济医科大学出版内科学的编写，曾任中华内科学杂志，中华医学杂志，中华老年医学杂志等多种杂志的编委。历任解放军总医院副院长、院长，任中华老年医学会主任委员等职。先后为我国领导人诊治疾病，如毛泽东主席、叶剑英元帅、刘伯承元帅和邓小平同志，是邓小平同志的保健医。

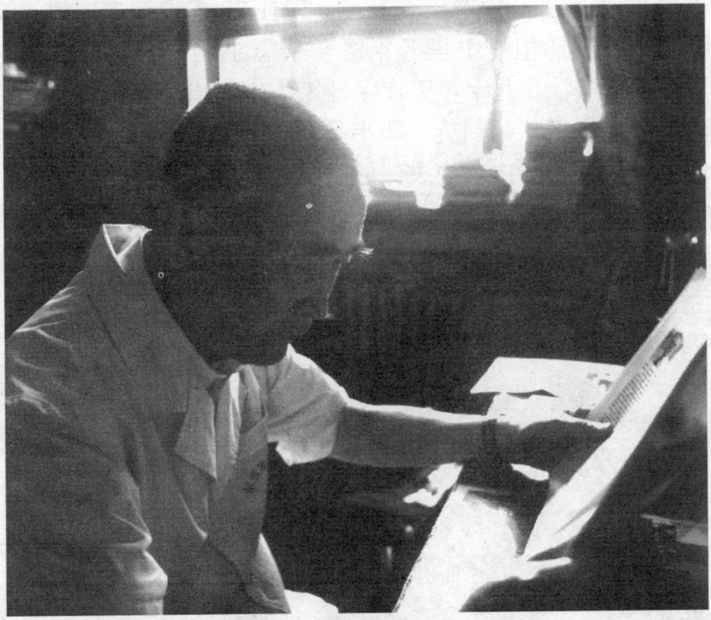

图21　牟善初教授的工作照

牟善初院长（图21）年轻时喜爱运动，如打篮球和排球及长跑，年老心态平和，头脑清晰，身体健康。回忆年轻念医学院时听郑集教授（南大生物系，现已106岁）讲授生物化学课举例情况，记忆犹新。牟老现还可会诊、查房。生活规律，每天早晨6时起床，午休半小时，晚11时就寝。不抽烟，喝酒少量。饮食有节，早餐1～2两稀饭、油条；中饭米饭2两，2～3个菜有荤有素，爱吃肉；晚餐2两。此外，什么保健药甚至维生素均不吃。其父90岁才去世，其母因战乱去世较早，但已60多岁，所以牟老自认为长寿或与遗传有关。

9. 王新德教授（男，81岁）

1924年11月24日生人，浙江上虞人，是我国知名神经内科专家，一代名医。他1950年毕业于上海医学院，1961年奉调北京医院工作至今，曾先后任北京医院脑系科副主任、主任。他主编参编30本有关脑血管疾病专著，曾任20多种杂志主编，编委与顾问。现今还担任中华老年医学杂志主编。王新德教授（图22）医术精湛，在几十年医疗保健工作中作出了突出贡献，曾先后为毛泽东主席、叶剑英、邓小平、陈云等老一辈中央领导同志诊治帕金森病，多次获中央保健委员会表彰。至今仍辛勤工作在医疗与保健第一线。

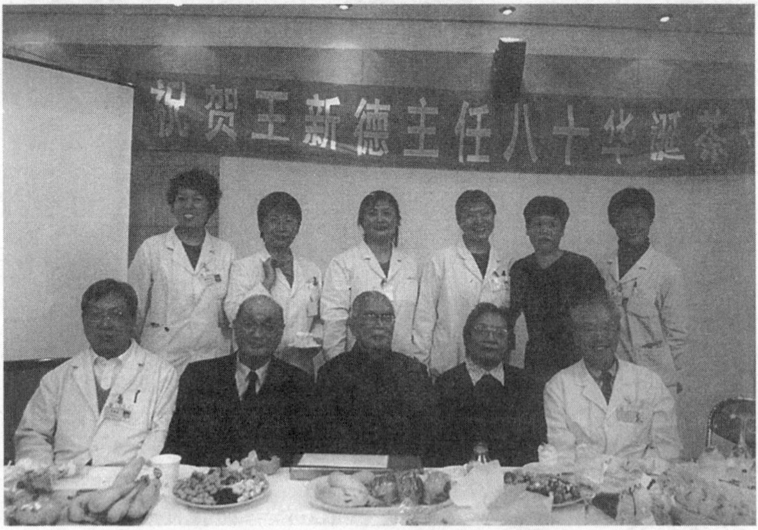

图22　80华诞的王新德教授

前排正中为王新德教授

王新德教授养生之道是性格开朗，跟上时代，兴趣广泛，喜爱京剧、歌剧、茶道与摄影。饮食有节，中餐2两多，晚餐1两多，喜爱吃鱼与蔬菜，还爱吃臭豆腐干。每日1粒21金维他，还服维生素E，西洋参与钙尔奇，81岁不慎摔跤未发生骨折。

生活规律，晨6时起床，午休10分钟左右，晚11时入睡，热水洗脚。运动以散步为主。1990年患直肠癌，王新德教授思想无负担，直面人生，坦然度过生死关，后增加郭林功锻炼，从不感冒吃药。

附录二

本书作者已年过7旬，虽已步入老年但与高龄老年人比仍是小弟弟。下面所附内容是作者自感有益于老年人身心健康，愿摘抄于此，希望对老年朋友如何养生、如何能健康长寿有所裨益。

1. 东坡食疗歌

生梨饭后化痰好，苹果消食营养高。
补中益气吃百合，利气行血刺玫瑰。
木耳抗癌素中荤，黄瓜减肥有成效。
松子降服老慢支，暖胃止痛桂花好。
紫茄祛风通脉络，莲藕除烦解酒妙。
花生降醇亦营卫，瓜豆消肿又利尿。
海带含碘消淤结，香菇存酶肿瘤消。
柑橘消食化痰液，抑制癌菌猕猴桃。
大蒜抑制肠胃炎，菜花常吃癌症少。
香蕉含钾解胃炎，禽蛋益智营养高。
鱼虾猪蹄补乳汁，鸡牛羊肝明目好，
生津安神数乌梅，润肺乌发食核桃。
盐醋防毒能消炎，韭菜补肾暖膝腰，
番茄补血驻容颜，健胃补胃吃红枣。
万物蔬菜养身宝，饮食多样经君调。
白菜利尿解毒素，蘑菇抑制癌细胞。
萝卜消食开脾胃，绿豆解暑降温好。
蜂蜜润肠又益寿，葡萄增色令年少。
山楂减肥除疝气，山药益肾消糖尿。
诸君若要延年寿，请把食疗谱记牢。

2. 香山路碑

北京的香山是北京人最喜欢的山之一。每天尤其是周六、周日男女老少络绎不绝，从北京的四面八方拥向香山，进行爬山锻炼，山路中松柏葱翠，爬山人的心情特别好。作者爬香山时在玉华山庄往平台爬山的路边有一木牌，写着竖板字，四言十句：

一贯知足　二目远眺
三餐有节　四季不懒
五谷皆食　六欲不张
七分忍让　八方交往
酒薄烟断　十分坦荡

3. 健康长寿三要点，一策划：

一要有一个中心：身心健康为中心。
二要有二个点：遇事不顺糊涂点，遇事顺利谦虚点。
三要忘记与牢记：忘记年龄，忘记烦恼，忘记怨恨。
牢记健康是1，酒、色、财、气都是零。
一个自我策划：老年境遇早考虑，养老靠谁靠自己，
老年生活早安排，充分物质准备起来。

4. 名人长寿秘诀

(1) 孔子：

安贫乐道，三戒八不

三戒：少时戒色，
壮时戒斗，
老时戒得。

八不：食不佳不食，菜不鲜不食，
饭不熟不食，食变味不食，
鱼肉臭不食，刀工不正不食，
调料不合不食，沽酒市脯不食。

(2) 沈钧儒（民主人士）：

经常走路，基本吃素，烟酒不沾，遇事不怒，饮食有

节，起早睡熟。

(3) 张学良：

坚持锻炼，走路健身，任人褒贬，精神不垮，
好喝茶水，会吃会睡，夫妻恩爱，兴趣广泛。

(4) 俞平伯（著名红学先驱）：

愉快劳动精神好，足够休息保护脑；
长期锻炼强身体，适当娱乐不烦恼；
节制饮食慎起居，讲究卫生身体好；
风烛残年成过去，精神百倍腾云霄。

(5) 陈立夫：

养生在动，养心在静；饮食有节，起居有时；物熟始食，水沸始饮；

多食果蔬，少食肉食；头部宜冷，足部宜热；知足常乐，无求常安。

附录三　常用正常生理数据

<table>
<tr><th colspan="2">名　　称</th><th colspan="2">正常范围</th></tr>
<tr><td colspan="2" rowspan="2">血　压*</td><td colspan="2">男：90～130/60～85 毫米汞柱（mmHg）（收缩压）/（舒张压）</td></tr>
<tr><td colspan="2">女：比男性低 5～10 毫米汞柱（mmHg）</td></tr>
<tr><td rowspan="11">血常规</td><td rowspan="2">红细胞计数（R.B.C）</td><td colspan="2">男性：483.5 万/立方毫米±54.4 万/立方毫米</td></tr>
<tr><td colspan="2">女性：433.2 万/立方毫米±50.1 万/立方毫米</td></tr>
<tr><td rowspan="2">血红蛋白（Hb）</td><td colspan="2">男性：120～160 克/升</td></tr>
<tr><td colspan="2">女性：110～150 克/升</td></tr>
<tr><td rowspan="6">白细胞计数（W.B.C）与分类（DC）</td><td colspan="2">4000～10000/立方毫升（W.B.C）</td></tr>
<tr><td colspan="2">中性粒细胞（N%）成人：50%～70%（DC）</td></tr>
<tr><td colspan="2">嗜酸性粒细胞（E%）　0.05%～5%（DC）</td></tr>
<tr><td colspan="2">嗜酸性粒细胞（B%）　0～1%（DC）</td></tr>
<tr><td colspan="2">淋巴细胞　（L%）　20%～35%（DC）</td></tr>
<tr><td colspan="2">单核细胞　（M%）　3%～8%（DC）</td></tr>
<tr><td>血小板计数（PLT）</td><td colspan="2">10 万～30 万</td></tr>
<tr><td rowspan="2">血沉（E.S.R）</td><td colspan="3">男性：0～15 毫米/小时（mm/h）</td></tr>
<tr><td colspan="3">女性：0～20 毫米/小时（mm/h）</td></tr>
<tr><td>血糖（Glu）</td><td colspan="2">空腹血糖浓度</td><td>3.9～6.1 毫摩尔/升（mmol/L）</td></tr>
</table>

名称		正常范围
血脂	总胆固醇（T－CHO）	2.9～6.0毫摩尔/升（mmol/L）
	甘油三酯（TG）	0.45～1.8毫摩尔/升（mmol/L）
	高密度脂蛋白胆固醇（HDL－C）	0.78～2.0毫摩尔/升（mmol/L）
	低密度脂蛋白胆固醇（LDL－C）	0～3.62毫摩尔/升（mmol/L）
	载脂蛋白A_1	1080～1580毫克/升（mg/L）
	载脂蛋白B	680～980毫克/升（mg/L）
	脂蛋白a（Lpa）	0～306毫克/升（mg/L）
肝功能	丙氨酸氨基转移酶（ALT）	0～40单位/升（U/L）
	天冬氨酸氨基转移酶（AST）	0～40单位/升（U/L）
	总胆红素（T－Bil）	0～18.8微摩尔/升（μmol/L）
	直接胆红素（D－Bil）	0～13微摩尔/升（μmol/L）
	总蛋白（TP）	60～82克/升（g/L）
	白蛋白（A）	35～55克/升（g/L）
	球蛋白（G）	20～30克/升（g/L）
	白蛋白/球蛋白（A/G）	15～25:10
肾功能	尿素（Bun－Urea）	2.9～7.5毫摩尔/升（mmol/L）
	肌酐（Cr）	53～130毫摩尔/升（mmol/L）
	钙（Ca）	2.0～2.7毫摩尔/升（mmol/L）
	磷（P）	0.86～1.78毫摩尔/升（mmol/L）
	尿酸（UA）	140～420微摩尔/升（μmol/L）
	尿蛋白（PRO）	定性：阴性 定量：20～80毫克/24小时尿 （20～80mg/24h尿）
前列腺特异抗原（PSA）	总PSA（t PSA）	＜4纳克（ng）/ml
	游离PSA（f PSA）	＜1纳克（ng）/ml

*40岁以上，每增加10岁收缩压可增加10毫米汞柱，但舒张压不变。